麻醉学问系列丛书

总主审 曾因明 邓小明
总主编 王英伟 王天龙 杨建军 王锷

麻醉学中外发展史

主　审　曾因明　杭燕南
主　编　杨建军　杨立群

History of Domestic and Foreign Anesthesiology

U0396857

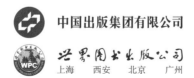

中国出版集团有限公司

世界图书出版公司
上海　西安　北京　广州

图书在版编目（CIP）数据

麻醉学中外发展史 / 杨建军，杨立群主编. — 上海：
上海世界图书出版公司，2024.1
（麻醉学问系列丛书 / 王英伟总主编）
ISBN 978-7-5232-0805-2

Ⅰ. ①麻… Ⅱ. ①杨… ②杨… Ⅲ. ①麻醉学—医学
史—世界 Ⅳ. ①R614－091

中国国家版本馆 CIP 数据核字（2023）第 175097 号

书　　名	麻醉学中外发展史	
	Mazuixue Zhongwai Fazhanshi	
主　　编	杨建军　杨立群	
责任编辑	沈蔚颖	
出版发行	上海世界图书出版公司	
地　　址	上海市广中路 88 号 9－10 楼	
邮　　编	200083	
网　　址	http://www.wpcsh.com	
经　　销	新华书店	
印　　刷	杭州锦鸿数码印刷有限公司	
开　　本	787mm×1092mm　1/16	
印　　张	12.5	
字　　数	240 千字	
版　　次	2024 年 1 月第 1 版　2024 年 1 月第 1 次印刷	
书　　号	ISBN 978-7-5232-0805-2/ R·708	
定　　价	120.00 元	

总主编简介

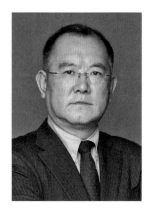

王英伟

复旦大学附属华山医院麻醉科主任，教授，博士研究生导师。

中华医学会麻醉学分会常委兼秘书长，中国医学装备协会麻醉学分会主任委员，中国神经科学学会理事兼麻醉与脑功能分会副主任委员，中国研究型医院学会麻醉学分会副主任委员，中国药理学会麻醉药理分会常务委员。

以通讯作者发表 SCI 论文 60 余篇。作为项目负责人获得国家 863 重点攻关课题、科技部重点专项课题，以及国家自然科学基金 7 项其中包括重点项目。主编《小儿麻醉学进展》《小儿麻醉学》《临床麻醉学病例解析》《神奇的麻醉世界》《麻醉学》精编速览（全国高等教育五年制临床医学专业教材）、《麻醉学》习题集（全国高等教育五年制临床医学专业教材）等专著。

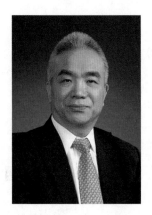

王天龙

　　首都医科大学宣武医院麻醉手术科主任医师,教授,博士研究生导师。

　　中华医学会麻醉学分会候任主任委员,中华医学会麻醉学分会老年人麻醉学组组长,国家老年麻醉联盟主席,中国医师协会毕业后教育麻醉专委会副主任委员,北京医学会麻醉学分会主任委员,中国研究型医院麻醉专业委员会副主任委员,欧洲麻醉与重症学会考试委员会委员。

　　擅长老年麻醉、心血管麻醉和神经外科麻醉,发表 SCI 论文 90 余篇,核心期刊论文 300 余篇。领衔执笔中国老年人麻醉与围术期管理专家共识/指导意见 9 部。主译《姚氏麻醉学》第 8 版,《摩根临床麻醉学》第 6 版中文版;主编国家卫健委专培教材《儿科麻醉学》等。

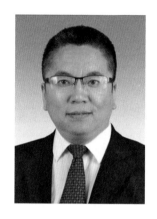

杨建军

郑州大学第一附属医院麻醉与围手术期及疼痛医学部主任,郑州大学神经科学研究院副院长,教授,博士研究生导师。

中华医学会麻醉学分会常务委员,中国精准医学学会常务理事,中国老年医学学会麻醉学分会副会长,中国神经科学学会麻醉与脑功能分会常务委员,中国神经科学学会感觉与运动分会常务委员,教育部高等学校临床医学类专业教学指导委员会麻醉学专业教学指导分委员会委员,河南省医学会麻醉学分会主任委员。

主持国家自然科学基金6项。发表SCI论文283篇,其中32篇IF>10分。主编《麻醉相关知识导读》《疼痛药物治疗学》,主审《产科输血学》,参编、参译30余部。

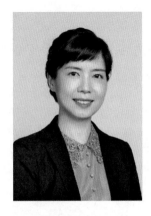

王　锷

一级主任医师，二级教授，博士生导师。

中南大学湘雅医院麻醉手术部主任，湖南省麻醉与围术期医学临床研究中心主任，国家重点研发计划项目首席科学家，中华医学会麻醉学分会常委，中国女医师协会麻醉学专委会副主委，中国睡眠研究会麻醉与镇痛分会副主委，中国心胸血管麻醉学会心血管麻醉分会副主委，中国超声工程协会麻醉专委会副主委，中国医师协会麻醉科医师分会委员，中国医疗器械协会麻醉与围术期医学分会常委，湖南省健康服务业协会麻醉与睡眠健康分会理事长，湖南省麻醉质控中心副主任。《中华麻醉学杂志》《临床麻醉学杂志》常务编委。

分册主编简介

杨建军

教授,医学博士,主任医师,博士生导师。郑州大学第一附属医院麻醉与围手术期及疼痛医学部主任,郑州大学神经科学研究院副院长。

中华医学会麻醉学分会常务委员,中国精准医学学会常务理事,中国老年医学学会麻醉学分会副会长,中国神经科学学会麻醉与脑功能分会常务委员,中国神经科学学会感觉与运动分会常务委员,教育部高等学校临床医学类专业教学指导委员会麻醉学专业教学指导分委员会委员,河南省医学会麻醉学分会主任委员。

国家自然科学基金、法国国家科研署(ANR)及荷兰科学研究会(NWO)评审专家,*Journal of Anesthesia and Translational Medicine* 等 22 种期刊主编、副主编或编委,141 种 SCI 期刊评审专家,发表 SCI 论文 283 篇。

杨立群

教授,主任医师,博士生导师。上海交通大学医学院附属仁济医院。

目前任中华医学会麻醉学分会副秘书长,上海市医学会麻醉专科分会副主任委员,中国麻醉与呼吸设备标准化技术委员会委员,国家麻醉住院医师规培过程考核委员会总干事及结业考核督导,国际麻醉药理学会(ISAP)终身委员等学术职务。兼任《中华麻醉学杂志》《临床麻醉学杂志》和《上海医学》编委。

已承担国家重点研发计划子课题 2 项和国家自然科学基金项目 4 项,入选上海市卫生系统优秀学科带头人、上海市科技"启明星"、"启明星"跟踪和"优秀青年医学人才"等人才计划，获得教育部科技一等奖及上海市优秀博士论文及上海交大医学院"高原高峰"计划。主要研究方向为围术期肝脏损伤与保护及急性疼痛慢性化的阿片机制，制订并执笔《中国儿童肝移植麻醉管理专家共识2020》及《围术期规范化镇痛管理基本技术及药物的专家共识2017》，培养硕、博士研究生39名。

麻醉学问系列丛书

总主审
▼

曾因明　邓小明

总主编
▼

王英伟　王天龙　杨建军　王　锷

总主编秘书
▼

黄燕若

分册主编

麻醉解剖学	张励才	张　野
麻醉生理学	陈向东	张咏梅
麻醉药理学	王　强	郑吉建
麻醉设备学	朱　涛	李金宝
麻醉评估与技术	李　军	张加强
麻醉监测与判断	于泳浩	刘存明
神经外科麻醉	王英伟	
心胸外科麻醉	王　锷	
骨科麻醉	袁红斌	张良成
小儿麻醉	杜　溢	
老年麻醉	王天龙	
妇产科麻醉	张宗泽	
五官科麻醉	李文献	
普外泌尿麻醉	李　洪	
合并症患者麻醉	王东信	赵　璇
围术期并发症诊疗	戚思华	刘学胜
疼痛诊疗学	冯　艺	嵇富海
危重病医学	刘克玄	余剑波
麻醉治疗学	欧阳文	宋兴荣
麻醉学中外发展史	杨建军	杨立群
麻醉学与中医药	苏　帆	崔苏扬

编写人员

主 审

曾因明（徐州医科大学）
杭燕南（上海交通大学医学院附属仁济医院）

主 编

杨建军（郑州大学第一附属医院）
杨立群（上海交通大学医学院附属仁济医院）

副主编

薄禄龙（上海长海医院）
杨谦梓（上海交通大学医学院附属瑞金医院）

编 委

王宏伟（浙江省立同德医院）
王钟兴（中山大学附属第一医院）
杨丽华（郑州大学第一附属医院）
肖　洁（上海交通大学医学院附属仁济医院）
余　海（四川大学华西医院）
张　军（复旦大学附属肿瘤医院）
黄立宁（河北医科大学第二医院）
曹江北（中国人民解放军总医院）

参编人员（以姓名拼音为序）

邸立超　高雪莹　龚　寅　兰　杨　吕慧敏
王海涛　王秋云　杨　礼　叶　芳　张广芬
朱　玲　朱小强

主编秘书

李会娟（郑州大学第一附属医院）
杨瑜汀（上海交通大学医学院附属仁济医院）

总　序

我投身麻醉学专业 60 余年,作为中国麻醉学科从起步、发展到壮大的见证者与奋斗者,欣喜地看到 70 余年来,特别是近 40 年来,我国麻醉学专业持续不断的长足进步。新理论、新观念、新技术、新设备、新药品不断涌现,麻醉学科工作领域不断拓展,人才队伍的学历结构和整体实力不断提升,我国麻醉学事业取得了历史性成就。更令人欣慰的是,我国麻醉学领域内的后辈新秀们正在继承创新,奋斗于二级临床学科的建设,致力于学科的升级与转型,为把我国的麻醉学事业推至新的更高的平台而不懈努力。

麻醉学科的可持续发展,人才是关键,教育是根本。时代需要大量优秀的麻醉学专业人才,优秀人才的培养离不开教育,而系列的专业知识载体是教育之本。"智能之士,不学不成,不问不知"。"学"与"问"是知识增长过程中两个相辅相成、反复升华、不可缺一的重要层面。我从事麻醉学教育事业逾半个世纪,对此深有体会。

欣悉由王英伟、王天龙、杨建军、王锷教授为总主编,荟集国内近百位著名中青年麻醉学专家为主编、副主编及编委的麻醉学问丛书,历经凝心聚力的撰著终于问世。本丛书将麻醉教学中的"学"与"问"整理成册是别具一格的,且集普及与提高为一体,填补了我国麻醉学专著中的空白。此丛书由 21 部分册组成,涉及麻醉解剖、麻醉生理、麻醉药理和临床麻醉学各专科麻醉,以及麻醉监测、治疗等领域,涵盖了麻醉学相关的基础理论及临床实践技能等丰富内容,以问与答的形式为广大麻醉从业者开阔思路、答疑解惑。这一丛书以临床工作中常见问题为切入点，编撰时讲究文字洗练，简明扼要，便于读者记忆和掌握相关知识点，减少思维冗杂与认知负荷。

　　值此丛书出版之际，我对总主编、主编和编委，以及所有为本丛书问世而辛勤付出的工作人员表示衷心的感谢！感谢你们为了麻醉学事业的发展、为了麻醉学教育的进步、为了麻醉学人才的培养所做出的不懈努力！"少年辛苦终身事，莫向光阴惰寸功"，希望有更多出类拔萃、志存高远的后辈们选择麻醉学专业作为自己奋斗终生的事业，勤勉笃行、深耕不辍！而此丛书无疑是麻醉学领域传道授业解惑的经典工具书，若通读博览，必开卷有益！

（丛书总主审：曾因明）

徐州医科大学麻醉学院名誉院长、终身教授

中华医学教育终身成就专家获得者

2022 年 11 月 24 日

前　言

　　21世纪,麻醉学迎来了一个飞速发展的崭新时代。麻醉学的新理论、新技术、新方法不断涌现,麻醉学专业的专著亦层出不穷,但国内出版的、专门介绍国内外麻醉学发展史的书籍尚不多见。因此,在麻醉学问系列丛书中,我们专门设置了《麻醉学中外发展史》这一分册,相信有助于弥补中国麻醉学界在麻醉学发展史方面书籍的不足,并在提高年轻麻醉医师的人文素养方面起到一定的推动作用。唐代孙思邈的《备急千金要方》中提出的"大医精诚",清代江笔花在《笔花医镜》中指出的"医家首在立品",英国麻醉学开拓者约翰·斯诺(John Snow)在麻醉学和流行病学的卓越贡献,美国麻醉医师拉尔夫·沃特斯(Ralph Waters)在麻醉教育领域的孜孜不倦……这些珍贵的历史文化遗产,对医者人文素养的提升具有重要意义,激励新一代麻醉从业者砥砺前行。

　　《麻醉学中外发展史》一书虽然并未涉及当今麻醉工作中实用的理论、临床技术和知识更新,但其中却蕴含了历代麻醉先驱智慧的结晶。回顾既往,光荣又坎坷;展望未来,任重而道远。麻醉从业者,尤其是年轻的麻醉医师,应汲取历史的精髓,在学习中传承,在传承中锐意创新,从专业技术和人文素养双重视角得到提升,进一步推动麻醉学的发展。

　　《麻醉学中外发展史》编委会的工作于2021年8月启动,我们通过各种途径搜集麻醉学发展史上的相关历史资料,翻阅国内外麻醉历史的相关书籍和文献,力求全面、准确地反映国内外麻醉发展史上的事件和人物。本书从古代(有史料记载至1839年)、近代(1840—1948年)、现代(1949—1979年)、当代(1980

年至今)4个时间阶段来描述麻醉的萌芽、临床麻醉学的形成、麻醉学的不断充实以及蓬勃发展这一漫长而又复杂的过程。每章以时间为轴,从麻醉药物、麻醉技术、麻醉教育、学术交流以及学科建设等方面进行追溯,介绍了中外麻醉学的发展历程。在定稿之前,每一稿无不经过反复修改,我们尽量做到精益求精,以期对人类数千年的麻醉发展史有精准、简明的呈现。

在即将出版之际,我们由衷地感谢全体编写者的辛勤耕耘,感谢编委们的关切和支持! 曾因明、杭燕南等老一辈专家的指导和帮助更是让我们感动,前辈们敬业的精神永远是我们学习的榜样。在此,也向支持本书编写、修订、审稿的专家们表示衷心的感谢!

本书采用一问一答的格式,不论是书籍内容,还是形式,对于编者而言都是一种大胆的尝试。由于时间有限,加之某些史料的记载尚存在争议,或因年代久远而不易查考,故书中难免存在不足和疏漏,恳请广大读者不吝指正!

(本书主编:杨建军　杨立群)

郑州大学第一附属医院教授

上海交通大学医学院附属仁济医院教授

目　录

第一章

古 代 麻 醉 史

第一节 外国古代麻醉史

1. 麻醉出现之前外科手术都是怎样进行的?

　　古代的外科医生在麻醉出现之前已经进行各种各样的手术,通常需要很快的手术速度,以缩短患者痛苦的持续时间。公元前 5000 年的头骨显示了环锯术,即从头部取出一块骨头。公元前 3600 年的埃及人进行了包皮环切和气管切开术。公元前 1700 年,巴比伦人切除了肿瘤,埃及人用烧灼的方式达到麻醉效果以切除肿瘤。公元 2 世纪,罗马外科医生 Galen 治疗白内障恢复视力,并切除悬雍垂治疗慢性咳嗽。欧洲的外科医生可能是内科医生、修道士,甚至 13 世纪和 14 世纪的理发师写了很多关于外科手术的书。1543 年,Visalis 出版了《人体的构造》(*On the Fabric of the human Body*)开启了精准手术的大门。

2. 麻醉药物是怎样被发现以及麻醉的萌芽过程?

　　随着外科手术的发展,人们越来越意识到外科手术带来的疼痛、休克和感染,甚至对生命的威胁问题,所以人们开始探索"麻醉"。人类使用多种方法来减轻疼痛,包括加压或使用冰冻来麻木四肢,甚至使用放血或是敲击患者头部使其晕厥。他们使用包括曼陀罗、大麻、鸦片和乙醇等在内的药物使患者昏迷,甚至有些药水还含有致幻剂,如东莨菪碱。

3. 人们是怎样发现鸦片的镇痛作用的?

　　罂粟的种植可以追溯至人类文明的早期,其最早的农业化大约在 8 000 年前的地中海西部地区。公元前 4000 年左右,两河流域的苏美尔人发现罂粟是可以给人带来快乐的植物,并开始提取罂粟汁液。大约在同一时期,种植罂粟和提取罂粟汁液的方法从青铜时代的塞浦路斯传到了埃及、希腊和罗马地区。我国所称的鸦片,就是由希腊语中的"罂粟汁液"一词,经阿拉伯语转音而来。公元前 1552 年记载,古埃及 Thebes 医生被告知大约 700 种不同的鸦片配方的用途。在古希腊、罗马的文明和宗教中,鸦片扮演着极为重要的角色,它有着神奇的魔力,不仅可以增进食欲,还具有镇痛作用。公元前 400 年,希腊人便已知道了将罂粟汁拌在其他食物里,人们食后即能"安神止痛,多眠忘忧"。据此,"医学之父"希波克拉底(Hippocrates)将罂粟归入药品一类。

4. 古代的气管造口术可追溯到什么年代?

古埃及的壁画中记载,早在公元前 3500 年,埃及人就做过切开气管的手术。据史料记载,亚历山大大帝(Alexander the Great)曾用匕首切开过一位濒死战士的气管。公元前 1000 年左右的印度圣书中亦有气管切开的记载。Galen(公元131—201 年)是古代最著名的医生之一,也是最早提及气管切开术的人。此外,Rhazes、Avicenna、Avenzoar 等人均描述过这一手术。1620 年,Nicholas Habicut 记录了 4 例成功的气管切开术。1956 年,Antonio Mousse Brasavola 做喉切开术。

5. 西方医学奠基人是谁?

一般认为,西方医学奠基人为公元前 460 年至公元前 370 年古希腊伯里克利时代的医师希波克拉底,他被西方尊为"医学之父"。

6. 何人何时首次提出"体液学说"?

"医学之父"希波克拉底首次提出了"体液(humours)学说"。

7. 没有专门的麻醉药物时,世界各地手术都有哪些麻醉方法?

古代西方国家的医学进展较缓慢,当时的麻醉方式多以物理麻醉为主,比如:用冰水浸泡或淋浴拟行手术的部位,使其冷冻麻木,或用力压患处使其麻木,或让患者饮酒至大醉,或在威士忌酒中加入鸦片。据说有医生让助手猛击患者的头部,使患者昏过去再做手术,还有甚者需放血使患者失血性休克昏迷后再进行手术,导致很多患者手术还没做完就已经死去。正因如此,当时的西方要求做手术时要使用最快的速度完成。

8. 在麻醉出现之前，人类减轻疼痛的方式有哪些？

在麻醉出现之前，人类会使用多种方法来减轻疼痛，包括用压力或冰块来麻醉。他们也使用药物包括曼陀罗、大麻、鸦片和乙醇等来达到镇痛的效果。

9. 最早是谁描述过罂粟的镇痛作用？

公元前 400 年，古希腊医生希波克拉底描述过罂粟的镇痛作用。

10. 何人何时实施了第一例非紧急气管造口术？

比西尼亚的 Asclepiades（约公元前 124 年至公元前 40 年）是第一位执行非急诊气管切开术的医生。

11. 最早是谁描述了曼陀罗的镇痛和记忆遗忘作用？

公元前 100 年，希腊医生 Pedanius Dioscorides 在其著作《药物论》(*Materia Medica*)中描述了曼陀罗的镇痛和记忆遗忘作用。

12. Celsus 何时最早记载了曼陀罗的麻醉作用？

关于曼陀罗的麻醉作用，Celsus 和 Dling 在公元 1 世纪时就有记载，但因认为其是邪恶的东西，因此，一直没有引起重视。罗马医生 Celsus 将这种药草煮沸后，取其汤汁来医治牙疼。

13. 曼陀罗在西方最开始被用作什么？

曼陀罗中文俗称毒参茄，英文名"Mandrake"，而拉丁文名"Mandragora of Ficinarum"，源自古希腊文，是"男人爱欲之药"的意思。曼陀罗是宗教仪式或巫术中的圆圈，在佛教和印度教中代表了宣传平等的宗教思想。在东方的宗教文化中，曼陀罗是圣洁的，被称为佛教的灵洁圣物，而在西方却被认为是邪恶的东西。

14. 曼陀罗被发现有镇痛遗忘作用，为什么没被重视并使用？

曼陀罗在西方文化与东方宗教文化中的含义相反，在西方的传说中曼陀罗是恐怖的、邪恶的。传说曼陀罗生长在断头台下，当人们将其连根拔起时，它会发出尖叫，人们听到这个声音就会发疯死亡。

15. 莨菪(天仙子)的镇痛作用是怎样被发现的?

中世纪欧洲女巫祭坛上常用的茄科植物有曼德拉草、曼陀罗、天仙子、颠茄等,它们都含有一定量的东莨菪碱、莨菪碱、颠茄碱。东莨菪碱是一种有致幻作用的生物碱,"莨菪"与"浪荡"同音。这类生物碱大剂量摄入时会使人陷入不安、幻觉或谵妄,随即昏睡,并且全然忘记所发生的事,严重时可致死。

16. 在中世纪,莨菪(天仙子)的用途是什么?

在欧洲民间,颠茄的俗名都是巫婆之果、恶魔之草这类名字,在欧洲人眼中,它一般都与女巫、犯罪、邪恶、美丽挂钩。在黑暗的中世纪时期,欧洲民间就颠茄用于巫术和占卜。

17. 澳洲土著草药制剂"皮图里"(pituri)有什么功效?

皮图里是指茄科的皮图里茄(Duboisia),主要的化学成分是东莨菪碱和阿托品。皮图里可以引发强烈的幻视,澳洲土著对巫术的核心概念即是进入梦境以及超越现实的最原始环境,认为这类梦境是一种意识的境界转换。

18. Avicenna 是如何描述气管插管的?

阿拉伯内科医生 Avicenna(980—1037 年)在其所著的《医典》中写道:"必要时可将一根金属或其他材料做成的管道插入咽喉部以助呼吸。"

19. 在中世纪的欧洲,"麻醉海绵"是怎样发挥麻醉作用的?

12—13 世纪,"麻醉海绵"由意大利军医卢卡公爵 Hugh Borgognoni 使用。他把一些药物,包括鸦片、曼德拉草、莨菪和从芹叶钩吻中提炼的毒物,混合后浸入海绵之中,随后将海绵晾干,在需要麻醉剂时可将海绵浸湿,放在患者的嘴上,让患者吸入药味。这些混合药物会使患者陷入毫无知觉的状态。

20. 中世纪盛行于欧洲的"麻醉海绵"是如何制作的? 又是如何发挥作用的? 在 17 和 18 世纪,为什么"麻醉海绵"消失了?

"麻醉海绵"的制作是事先将海绵浸入鸦片、曼德拉草、毒芹或其他麻醉物质的溶液中,随后脱水并储存。手术开始前,将海绵润湿后置于患者的鼻子和嘴巴上方。使用这些药剂的主要缺陷是,无法预知活性物质的用量和功效。由于无法确保一种"标准剂量",药剂有时可能几乎无效,有时又取得了适当的麻醉效果,有时却导致突然死亡。

"麻醉海绵"消失主要有以下两个原因：① 由于无法确保一种"标准剂量"，药效不稳定；② 16 世纪欧洲涌现了大量科学新发现，1540 年发现了乙醚。到 18 世纪晚期，人们便开始通过吸入乙醚蒸汽来缓解疼痛。

21. 用于"麻醉海绵"的植物真的有镇静成分吗？

鸦片中含有罂粟碱、吗啡、可待因和蒂巴因；曼德拉草中含有莨菪碱和天仙子胺；莨菪即天仙子，其中含有莨菪碱。以上三种植物中都有镇静成分。

22. "麻醉海绵"真的有临床效果吗？

"麻醉海绵"的临床效果非常差。① 无法确保"标准剂量"，有时候可能无效，有时候会导致突然死亡。② 因其从植物中提炼，故含有太多有毒化学物质，有可能致命。

23. 有记载的首次人体输血尝试是在何时？

人体输血的最早记载是 1492 年罗马教皇 Pope Innocent 八世病危，群医束手无策，意大利米兰卡鲁达斯的医生提出只有为教皇直接输入童男的热血才能挽救其生命。他残忍地割开了 3 位十几岁男孩的血管，让鲜红的血液流入铜质的器皿内，将许多名贵的药草溶于血液中，用手工制造的粗大针头将血液注入教皇的血管中，教皇立即感到胸闷窒息而慢慢地死去。三个男孩在抽血后不久均因大量失血而死亡。这件残暴的输血事件可能是最早的人体输血的尝试。

24. 何人最早描述过南美箭毒？

箭毒的最早记载是在公元 1536 年，意大利学者安东尼奥·比加费塔在威尼斯出版的一本书中写道："一名战士正在步行中，被当地土著射来的箭毒所杀。"

25. Charles Waterton 怎样证实了"箭毒"的效果？

Waterton 在 1 只体重 400～450 kg 的公牛上进行了箭毒实验。他一共用了 3 支毒箭。公牛一开始顽强地站立着，尽量保持不动，14 分钟后，公牛摇摇晃晃地倒下，呼吸停止后心脏继续跳动，25 分钟后便真正死亡了。

26. 何人首次把箭毒(curare)的样本带回了英国?

英国医生查尔斯·沃顿带回了一整套吹筒箭(箭筒、箭矢、箭头),现在还在维克菲尔德博物馆展出。这些箭尖上涂有的灰色物质,被利兹大学证实其中含有右旋筒箭毒碱。

27. 古希腊人 Pedanius Dioscorides 怎样缓解手术期间的疼痛?

Pedanius Dioscorides 在《药物论》(*Materia Medica*)书中描述,曼陀罗花和白酒能产生麻醉作用。放血使人晕倒、用木棍将人打晕等方式,也都曾是手术前的准备方法。

28. 南美洲印第安人咀嚼古柯叶有什么麻醉作用?

古代印第安人咀嚼古柯叶以去除疲劳和饥饿,并产生欣快感。咀嚼古柯叶会使得树叶中的生物碱直接作用于人的中枢神经,对神经产生一定的麻醉作用,从而减轻人的口渴、饥饿、疲劳等感觉。

29. 古巴比伦的《汉谟拉比法典》是怎样规定外科手术的费用?

第二一五条:医生以青铜刀为自由民施行严重的手术,而治愈其病者,或以青铜刀割自由民之眼疮,而治愈其眼者,则彼应得银十舍客勒;第二一六条:倘为穆什钦努,则彼应得银五舍客勒;第二一七条:倘为自由民之奴隶,则奴隶之主人应给医生银二舍客勒;……第二二一条:倘医生为自由民接合折骨,或医愈肿胀,则患者应给医生银五舍客勒;第二二二条:倘为穆什钦努之子,则彼应给予银三舍客勒;第二二三条:倘为自由民之奴隶,则奴隶之主人应给医生银二舍客勒。

30. 古印加文明时期可可叶的有效成分是什么?

古印加文明的外科医生在术前都要咀嚼可可叶,这种植物在当地被称为"圣草"。现代研究表明,可可叶的有效成是可卡因(cocaine)。

31. 在西亚古国阿西利亚,用什么麻醉方法来实施包皮环切术?

在西亚古国阿西利亚,曾用压迫颈部血管引起患者昏迷的方法实施包皮环切术。

32. 何人何时最早制成了乙醚？

1540 年，德国植物学家和药剂师 Valerings Cordus 合成了乙醚。

33. Andreas Vesalius 何时给动物实施了气管内插管术？

1543 年，布鲁塞尔医生 Andreas Vesalius 给动物实施了气管内插管术。

34. 1543 年，《人体的构造》(*On the Fabric of the Human Body*)发表后是什么阻碍了外科的继续发展？当时的解决方式是什么？

疼痛、休克和感染的恐惧阻碍了外科的继续发展。当时的外科医生有一些令人吃惊的治疗方法，有些是极其错误的方法，也有一些明智的方法（如用乙醇冲洗伤口）。

35. 何人何时第一次用气管造口术解除扁桃体引起的气道阻塞？

Antonio Musa Brassavola(1490—1554 年)通过气管切开术治疗患有扁桃体脓肿的患者。患者完全康复后，Brassavola 在 1546 年公布了他的治疗案例。尽管可能有许多古老的气管切开术报道，但这项手术已被确定为首次有记录的成功的气管切开术。

36. 在 16 世纪，医生一般使用哪些方法来减轻手术时的疼痛？

1562 年，法国医生 Pare 用绑扎四肢的方法，以压迫神经血管减轻手术的疼痛。Costa、Severing 等使用冷冻的方法止痛，但须注意这些方法可能引起四肢的坏死。以后还有人采用放血的方法，使患者因贫血引起昏迷而进行手术。

37. 何人何时首先确立了血液循环的理论？

英国科学家 Harvey 根据多种动物和人体解剖实验，揭示了血液循环的规律，于 1628 年发表了《血液循环论》，提出血液由心脏流出，经动脉流布全身，再由静脉回到心脏。Harvey 的发现改变了陈旧的医学观念，建立了科学的血液循环学说。在 17 世纪前，人们一直认为血液是从肝脏源源不断产生，流布全身后消失。

38. 1646 年，谁描述了应用冷冻的止痛方法？

1646 年，Bartholin 在其著作里描述了 Severeno 应用冷冻的止痛方法。

39. 1656 年,Christoopher Wren 是如何实施静脉麻醉的?

Christoopher Wren 和 Timothy Clark 将多种物质,如阿片类药物、牛奶、乳汁、啤酒、苦味泻素等注入动物的静脉做麻醉实验。

40. 何人何时开展了首次动物间的输血实验?

英国牛津大学的生理学家和医生 Lower 于 1665 年 2 月首次演示了动物间的输血实验。Lower 把鸟羽毛管分别插入供血狗的颈动脉和受血狗的颈静脉,让血液流通,受血狗输血后成活了。试验的成功坚定了他将动物血输给人的信念。

41. 何人何时在动物实验中用气管切开插入导管的方法进行麻醉?

1667 年,Hooke 于动物实验用气管切开插入导管进行麻醉。

42. 为什么 Lower 把羊血输入人体内?

1667 年 11 月 23 日,Lower 为 1 名 22 岁的自觉"不平衡""脑子发热"而自愿通过输血以改变其行为的男子 Coga 输入了少量的羊血,输血后未见明显不良反应。6 天后患者在英国皇家协会报道了他的自我感觉,震动了当时的社会。当时人们对输血没有科学认识,输血的目的是治疗精神错乱、癫狂久治不愈的患者。人们认为羊温顺、圣洁,从而认为羊血是最合适的血源,推测输血可能会改变人的行为,使接受者变得强壮和富有活力。但随后的多次实验证明:并非每个受血者都能够获得救治,甚至有的还出现严重的生理反应而加速了死亡。

43. 为什么称 Robert Liston 是麻醉出现前最彪悍的外科医生?

苏格兰外科医生 Robert Liston 以其在麻醉剂出现之前的纯熟手术技巧而闻名,当时的手术速度关乎患者生死。Robert Liston 曾用时 2 分半钟完成截肢,途中(不小心)切除了他助手的手指并且切破了一旁看手术的人的衣服。患者和他的助手最后都死于肢端坏疽,看手术的那个人也惊吓致死——这是世界上第一个有着 300％死亡率的手术。Robert Liston 和一个外科医生同事争论一个少年颈部肿瘤的红肿到底是脓肿还是颈动脉血管瘤,他大笑着说,这么年轻的患者怎么可能有血管瘤? 于是拿起衣服里的手术刀,挑开了那个红肿——动脉血如喷泉一般喷出,少年也死亡了,但是血管瘤的病理标本留了下来,成为伦敦大学学院病理博物馆 1256 号标本。

44. 何人何时首先发现了二氧化碳？

1754 年，西班牙化学家、生理学家和医生 J. B. von Helmont 发现了二氧化碳。

45. 何人何时最早发现了氧化亚氮？

1772 年，英国化学家 Pristley 发现氧化亚氮(N_2O)。

46. 何人何时首先发现了氧化亚氮具有镇痛作用？

1778 年，年仅 20 岁的英国化学家 Humphry Davy 证明氧化亚氮有镇痛作用。

47. 何人首次在人体上行气管内插管？

1792 年，Curry 首先在人体上进行气管内插管。

48. 全身降温法最早出现在什么时候？

大约在 1797 年就开始有人实行全身降温法来治疗疾病。

49. 氧化亚氮为什么被称为"笑气"？

1798 年，普利斯特利实验室的实验员 Davy 吸了几口氧化亚氮后，奇怪的现象发生了：他不由自主地大声发笑，还在实验室里跳舞，过了好久才安静下来。因此，这种气体被称为"笑气"。

50. 人类第一次制成具有镇痛作用的阿片类药物是在何时何地，由何人完成？

吗啡是第一种阿片类药物。1803 年，德国药剂师泽尔蒂纳从鸦片中分离出一种生物碱，为了进一步验证其效果，他冒着生命危险亲自服用，差点儿丧命。醒来之后，他感觉自己刚刚像进入了梦幻王国一般，这让他想到了古希腊神话中的睡梦之神吗啡斯（Morpheus），于是这种新发现的生物碱就被命名为"吗啡"（morphine）。

51. 何人何时从鸦片中分离出吗啡？

1806 年，德国化学家泽尔蒂纳从鸦片中分离出了吗啡。

52. 世界上第一例实施体外循环心脏外科手术的医生是谁？

体外循环的历史可以追溯到 1812 年，当时有学者提出任何脏器都可以用体外循环的方法来维持生存,即提出了人工循环的概念。此后,不断有研究人员用体外循环的方法维持动物体内的血流循环,但直到 1953 年,人工心肺才第一次真正意义上的应用于临床。John Heysham Gibbon 利用垂屏式氧合器和滚压式泵进行体外循环,为一例心室间隔缺损患者成功地进行了修补。这使心脏外科进入了一个新的阶段。

53. 局部麻醉方法是何时开始采用的?

在局部麻醉情况下进行手术,实际上在 1812 年就已经开始了。拿破仑于 1812 年在莫斯科溃败时,他的首席外科医生发现,在零下二三十度时做截肢手术,伤员痛觉会减轻许多,手术后恢复得也比较快。这实际上就是冷冻麻醉下的手术。1848 年英国的 Arnott 就是模仿这种做法,将装有碎冰盐的猪膀胱放在皮肤上,用以克服切开皮肤时产生的疼痛。

54. 何人何时首先发现了乙醚具有麻醉作用?

1818 年,英国物理学家、化学家 Faraday 发现了乙醚的麻醉作用。

55. 何人何时实施了第一例自体血回输?

1818 年,布伦道为 1 例产后大出血的妇女回输收集的自身血液而获得了成功。

56. 何人何时发明了胸部听诊的"硬管"装置?

1819 年,法国医生 Rene Laennec 发明了胸部听诊的"硬管"装置。

57. 是谁第一个暗示了麻醉可能满足手术镇痛需求?

戴维著名的语录暗示了外科手术麻醉的可能性:"氧化亚氮在其广泛的手术中似乎能够破坏身体的疼痛,它可能在没有大量血液流出的手术中被利用。"他的建议没有引起人们的注意。戴维继续发现了包括钠在内的几种元素,并建造了矿工们的安全灯,但是他对氧化亚氮没有深入研究,这使得他失去了发现麻醉剂的"金戒指",这是医学史上最伟大的发现。

58. 是谁第一个发现了二氧化碳麻醉现象?

1823 年和 1824 年,年轻的英国外科医生 Henry Hickman(1800—1830 年)给

动物吸入二氧化碳，发现动物"暂停活动"，可以进行截肢手术。

59. 何人何时实施了第一例人类同种输血？

英国生理学家及产科医生 James Blundell 在进行了若干次狗间输血的试验之后，1824 年先后给 8 位在分娩时大出血的产妇输入人血，其中有 5 人救治成功，成为第一位人类同种输血的成功者。*Lancet* 报道了这个病例。

60. 何人何时首先发现了氯仿具有麻醉作用？

1831 年，Vonliebig、Guthrie 和 Sanbeiren 发现了氯仿。1847 年，英国产科医生 Simpson 发现了氯仿的麻醉作用。

61. 世界上第一例全身麻醉下的手术是如何实施的？

1842 年 3 月 30 日，美国医生 Crawford Long 使用乙醚浸湿的毛巾让患者 James Venable 吸入，成功切除了其颈部直径为 3.81 厘米（约 1.5 英寸）的肿瘤。

62. 是谁编撰了世界上第一本临床麻醉学的教科书？

1847 年，英国麻醉医师 John Snow 编撰了第一本麻醉学专著《乙醚吸入麻醉》。

63. 分娩镇痛最早的记载是什么时候？

1847 年 10 月，英国的妇产科医生 James Young Simpson 在《柳叶刀》杂志发表了名为"三氯甲烷应用分娩镇痛的观察结果"的论文，这是分娩镇痛最早的记载。

64. 宗教对分娩镇痛持什么态度？

分娩痛苦是神的惩罚的信念几乎盛行了整个人类历史。以《圣经》为例，它是禁止减轻妇女产痛的佐证。书中认为产痛是上帝给夏娃和她后代（所有的妇女）在伊甸园违背上帝意愿的一种惩罚。宗教领袖们经常引用《创世记》第三章第十六段的一段话："会让你的怀孕和痛苦同在，在痛苦中迎接你违背上帝的意愿。"有关分娩疼痛的宗教阐述已经被现代社会所舍弃，现在大部分的宗教领袖（包括教皇）也已不再把产妇的分娩镇痛看作为违背上帝的意愿。

65. 静脉麻醉开端于哪一年?

　　1874年,Gre医生静脉注射水合氯醛进行麻醉,成为全身静脉麻醉的开端。

66. 在第一例乙醚麻醉成功之前,各国科学家发现了哪些具有麻醉效应的物质?

　　荷马史诗中提到了具催眠作用的"忘忧草",古希腊人用葡萄酒加乳香和没药制成饮料,使手术中的患者意识模糊,或为被执行十字架刑罚的犯人减轻痛苦。公元2世纪的中国,内科兼外科医生华佗在手术中使用了一种神秘的麻醉药——麻沸散。19世纪初,日本的内科兼外科医生华冈青洲重新研究了麻沸散,并利用茄属植物曼陀罗、乌头提取物创造了通仙散。1799年,英国化学家汉弗莱·戴维首次通过自体实验,感受到氧化亚氮(又称笑气)的麻醉性能。

67. 最早的呼气末气体监测的气体是什么? 何时开始?

　　大约在1950年,二氧化碳吸收的红外(IR)光被用来连续测量呼出的二氧化碳,这是第一个真正的呼吸监测仪。

68. 将"麻沸散"重现人间的日本医生是哪位? 他用了什么原料?

　　在19世纪最初的几年,日本的内科兼外科医生华冈青洲重新研究了麻沸散,并利用曼陀罗、乌头等调制了通仙散。据传说,华冈青洲的患者喝了通仙散后,在外科医生开始手术前就会失去意识。

(杨建军　曹江北　黄立宁)

第二节　中国古代麻醉史

69. 中国针灸技术的萌芽是在什么时候?

　　在原始氏族公社时期,随着石器工具的使用,逐渐产生了用砭石治病的经验,有"伏羲制九针"的传说。《山海经·东山经》记载,"又南四百里,曰高氏之山,其上多玉,其下多箴石;诸绳之水出焉,东流注于泽,其中多金玉。"这里的箴石即是砭石。晋·郭璞注:"箴石,可以为砥(砭)针,治痈肿。堪以破痈肿者也。"讲到它可以通过划破受伤之人身上的痈肿之处,来达到治病的目的,是外科方面原始的医疗工具,也是我国针灸技术的萌芽。

70.《五十二病方》中"令金伤毋痛"方有什么功效？

《五十二病方》为医方著作，约成书于战国时期，作者失考。书中记载："令金伤毋痛方，取荟鼠，乾而冶，取彘鱼，燔而冶，辛夷、甘草各与荟鼠等，皆合挠，取三指撮一，入温酒一杯中而饮之。不可，则益药，至不痛而止。已饮，有顷不痛。复痛，饮药如数。不痛，毋饮药。"因此，该方的主要的作用是镇痛。

71. 扁鹊为公扈和齐婴治病时是怎么麻醉的？

《列子·汤问篇》中记载了扁鹊为公扈和齐婴治病时用"毒药""迷死"，然后进行手术，随后用"神药"催醒。"扁鹊遂饮二人毒酒，迷死三日，剖胸探心，易而置之；投以神药，既悟如初……"

72. 扁鹊是如何确诊"人之生死"，并怎样实施急救？

扁鹊用耳朵去听患者的呼吸，用手去感觉患者大腿内侧体温，并为患者切脉。

急救措施：用金针在患者头、胸、手、脚上的几个穴位上扎针。

73. 对于死亡的诊断，扁鹊在世界医学史上做出了怎样的贡献？

对于死亡的诊断，早期以有无呼吸来判断。如将柳絮放在鼻孔处，若不被吹动，则表示人已死亡。公元前5世纪中国名医扁鹊以切脉观察心跳是否停止作为判断死亡的标准，这是世界医学史上对死亡诊断的一大进步。

74. 最早是谁用切脉以判断生死？

公元前4—5世纪，扁鹊通过切脉以诊断人之生死，并用针、砭石和草药进行急救复苏。据史记记载，虢国太子患尸厥症，呈现假死状态，扁鹊根据太子的病情，确认患者并未死亡，用针刺、热熨和汤药等使患者起死回生。

75.《黄帝内经》在针灸方面有哪些记载？

《素问·刺腰痛》系统地论述了针灸治疗腰痛。如腰痛见项、脊、背、尻等处如负重物属足太阳经病变，应刺其经上委中穴；若腰痛如针刺入皮中，腰不能俯仰，头不能回顾，属足少阳经病之腰痛，应刺其经上阳陵泉；若腰痛如牵引脊骨内廉，属于足少阴经脉之腰痛，应刺其经脉上复溜穴。

76.《黄帝内经》关于针灸镇痛有何描述？

《黄帝内经》记载了针灸的起源，《素问·异法方宜论》云："砭石者，亦从东方来……毒药者，亦从西方来……灸者，亦从北方来……九针者，亦从南方来……导引按跷者，亦从中央出也。"指出灸法来源于北方，因北方是自然界封闭固藏之气所在，也是阳气闭藏之处，地势较高，天气寒冷，人们因为游牧而常居住在野外，以乳制品为食，乳制品性凉易引起腹胀，所以北方宜用温暖的灸法来治疗寒性的疾病。

九针来源于南方，因南方属于火，通于夏季，是自然界长养之气所在的地方，也是阳气充盛的地方，天气较热，地势较低，水土较弱，雾露较多，水湿之气较盛，人们喜欢吃发酵类的东西，皮肤细腻而红，因天气闷热潮湿而容易阻滞经脉出现筋脉拘挛、骨节麻痹疼痛之类的疾病，所以南方宜用针刺。

77.《神农本草经》记载了哪些有镇痛作用的药物？

川芎、防风、附子、乌头、天雄、羊踯躅、大麻、莨菪子。

78.《难经》关于经络的描述是怎样的？

从十二经脉、十五络脉和奇经八脉三个方面归纳整理《难经》的经络学特点，这些学术思想对经络学的发展起着承前启后的作用，对中医临床具有重要的指导意义。

79.《本经》是如何描述莨菪的？

主齿痛，出虫，肉痹拘急，使人健行见鬼，多食令人狂走。久服轻身，走及奔马，强志益力通神。一名横唐。生川谷。

80. 东汉张仲景所著《金匮要略》中对心肺复苏是怎样描述的？

张仲景在其所著《金匮要略》中对自缢的心肺复苏有详细的描述，杂疗方第二十三记载："徐徐抱解，不得截绳，上下安被卧之。一人以脚踏其两肩，手少挽其发，常弦勿纵之。一人以手按据胸上，数动之。一人摩捋臂胫，屈伸之。若已僵，但渐渐强屈并按其之，并按其腹。如此一炊顷，气从口出，呼吸眼开而犹引按莫置，亦勿劳苦。须臾，可少桂汤及粥清含于之，令濡喉，渐渐能咽，及稍止。"其所描述的扶持患者平卧地上，急救者以脚踏其肩，手挽其发，以保证呼吸道通畅，同时用手按压其胸部和腹部并屈伸其上肢，是医学历史上人工呼吸与胸外心脏按压的最早记载。

81.《金匮要略》中记载的治疗疼痛的办法有哪些?

《金匮要略》论及疼痛 21 篇,与疼痛相关的原文 96 条,涉及 25 种病证,59 首方剂,共使用中药 73 味。治疗疼痛的用药,从性味上看以辛温、甘温之药为主,从功效上看以补虚药为主,其次为解表药、温里药、活血化瘀药。所用方剂有桂枝附子汤、白术附子汤、甘草附子汤、乌头汤、栝楼薤白白酒汤、栝楼薤白半夏汤、枳实薤白桂枝汤、桂枝生姜枳实汤、人参汤、薏苡附子散、乌头赤石脂丸、大建中汤、附子粳米汤、大黄附子汤、大乌头煎等。

82. 中国最古老的记载药物毒副作用及麻醉作用的皇室文集是哪部?

作为中国最古老的皇室文集,《尚书》是中国第一部上古历史文件和部分追述古代事迹著作的汇编,它保存了商周特别是西周初期的一些重要史料。在《尚书·说命》有这样一句话:"若药弗瞑眩,厥疾弗瘳。"孟子解释为:"若药之攻人,人服之不以瞑眩愦乱,则其疾以不愈也。"说明早在先秦时期,人们就已经发现了药物的毒副作用和麻醉作用。

83. 最早记录口对口吹气的人工呼吸法是在什么时候?

东汉时期。

84. 世界上研制和使用麻醉药的第一人是谁?

据《后汉书》记载,世界上第一个研制并使用麻醉药的人是东汉名医华佗,麻醉药名"麻沸散"。

85. 据《后汉书》记载,华佗给患者做手术时是如何麻醉的?

《后汉书·华佗传》载:"若疾发结于内,针药所不能及者,乃令先以酒服麻沸散,既醉无所觉,因刳破腹背,抽割积聚。若在肠胃,则断截湔洗,除去疾秽,既而缝合,傅以神膏,四五日创愈,一月之间皆平复。"手术前用酒服用"麻沸散"可使患者达到"醉"和"无所觉"的状态。

86. 关羽刮骨疗毒时能一边割肉一边喝酒采用的是何种麻醉方法?

医学著作里介绍说关羽喝的酒里添加了华佗研制的"麻沸散",这是中国最早的麻药,所以关羽才能以如此方式接受手术。

87. 麻沸散的配方是如何流失的？

被曹操害死之前，华佗亲自将其烧毁。

88. 华佗主要用麻沸散进行哪些手术？

当时，以酒服用麻沸散后可用以"刳破背腹，抽割积聚"等手术，也即现在的开腹手术；同时服用麻沸散后还可以进行死骨剔除等手术。

89. 华佗用以麻醉的仅有麻沸散一方吗？

不是。现在发现的《华佗神医秘传》系古书保存会藏本，据称系华佗家藏秘本。据清代徐大椿为该书所作序中记载："……不知先生手录之本，虽毁于火，其家藏之本则固无恙也。"该书卷记载了麻醉药方一组，共计三张处方。据记载各处方服后均能产生麻醉作用，足以满足当时的"刳剖腹背，抽割积聚"等手术麻醉之需。此三张处方为：

（1）麻沸散：羊踯躅、茉莉花根、当归、葛蒲。

（2）琼酥散：蟾酥、半夏、羊踯躅、胡椒、川乌、川椒、荜拔。

（3）整骨麻药：川乌 草乌、胡茄子、羊踯躅、麻黄 姜黄。

90. 为什么许多人认为麻沸散为麻醉之总方？

麻沸散与华佗是天下人共知的，提起麻沸散无不及华佗，而华佗又是医患崇拜的名医，故借用麻沸散之名来治病，患者相信，医生喜欢，而琼酥散和整骨麻药还鲜为人知，故后世医家习惯用麻沸散来代表华佗麻醉三处方，甚至有人把三个方合并精简为一个方，也命名为麻沸散。

91. 为什么麻沸散中有洋金花？

胡茄子经考证，确证为洋金花之异名。明万历版《本草原始》曼陀罗项下清楚地写着"曼陀罗花生北土。人家亦载之。……因叶形似茄，一名风茄儿，一名山茄子，一名胡茄也"。可见曼陀罗花又名胡茄。这就是历代医家麻醉药方多涉及洋金花的原因之一，也为许多医学家争论麻沸散有无洋金花作出了较好的解释，为现代中药麻醉药方的发展学说提供了依据。

92. 华佗最后的结局怎样？

曹操请来华佗为自己治疗头疼，华佗说："这病在短期之内很难治好，即便是长期治疗也只能延长寿命。"后华佗以收到家书为由回家,到家后推说妻子生病便没有回来。之后曹操多次请华佗,都被华佗拒绝了。曹操很生气,派人去查看,结果发现华佗撒谎,便把华佗关进了监狱。最后华佗在狱中被折磨致死。

93. 美国的拉瓦尔在论述麻醉史时是如何评价"麻沸散"的?

拉瓦尔在其所著的《药学四千年》一书中指出:"一些阿拉伯权威提及吸入性麻醉术,这可能是从中国人那里演变出来的。因为,据说中国的希波克拉底氏——华佗,曾运用这一技术,把一些含有乌头、曼陀罗及其他草药的混合物应用于此。"

94. 晋朝葛洪炼制的丹药有麻醉作用吗?

有一定的麻醉作用。"惟服食大药则身轻力劲,劳而不疲矣。若初入山林,体未全实者,宜以云珠粉、百华醴、玄子汤洗脚,及虎胆丸、朱明酒、天雄鹤脂丸……不但涉远不极乃更令人行疾,可三倍于常也。"大药即天雄。葛洪认为天雄有轻身的作用,实际上就是利用了天雄的轻度麻醉作用。

95. 晋朝葛洪在《肘后方》中是怎样描述辅助通气的?

葛洪(284—364年)在《肘后方》中对自缢的心肺复苏提出堵塞两鼻孔,置芦管于口中至咽,令人吹气的方法。这种以口咽通气管的方法实行口对口人工呼吸的方法将心肺复苏技术向前推进了一步。

96. 我国最早的一部比较完整的针灸学专著是什么?

西晋皇甫谧著的《针灸甲乙经》,成书于282年,该书进一步总结了古代针灸的成就,是我国最早的比较完整的一部针灸学专著。

97. 晋代皇甫谧约在公元259年著有《针灸甲乙经》,对针灸镇痛有什么描述?

腧穴是针灸的特定部位,一般沿神经走行,称为穴位。穴位既有普遍性,即能治疗其邻近组织和器官的疾病,又具有特异性,许多穴位具有镇痛作用可治疗疼痛性疾病,例如"头痛项急,不得顾侧,目眩,鼻不得喘息,舌急难言,刺风府"[《甲乙经·阳受病发风第二(下)》],即针刺风府穴治疗头痛。此外,书中还详细介绍了针刺手三里治疗上肢疼痛,针刺颊车、下关治疗三叉神经痛,针刺足三里治疗胃痛,针刺少冲治疗心绞痛等。

98.《三国志·华佗传》记载的华佗给患者做手术时是如何实施麻醉的？

《三国志·华佗传》记载："若病结积在内，当须刳割者，便饮其麻沸散，须臾便如醉死，无所知，因破取。"如果病患集结在体内，须在剖开身体时就饮服他的"麻沸散"，一会儿患者便像醉死一样没有什么知觉，之后便可开刀取出病灶。

99. 隋朝巢元方在其所著《诸病源候论》中认为自缢与溺水导致呼吸循环停止的原因是什么？

对于自缢与溺水导致呼吸循环停止的原因，巢元方在《诸病源候论》中认为主要是窒息的缘故，故强调人工呼吸与心脏按压的重要性。

100. 隋朝巢元方《诸病源候论》中如何记载心肺复苏的？

其在"自缢死候"云："以绳物系颈，自悬挂致死，呼为自缢。若觉早，虽已死，徐徐捧下，其阴阳经络虽暴壅闭，而脏腑真气故有未尽，所以犹可救疗。"在"溺死候"亦云："人为水所没溺，水从孔窍入，灌注脏腑，其气壅闭，故死。若早拯救得出，即泄沥其水，令气血得通，便得活。"

101.《华佗神医秘传》中是怎样记载"麻沸散"的？

服此能令人麻醉，忽忽不知人事，任人劈破，不知痛痒。方如下：羊踯躅三钱，茉莉花根一钱，当归一两，菖蒲三分，水煎服一碗。

102.《备急千金要方》中是怎样评价大麻的作用的？

孙思邈的《备急千金要方》（简称《千金要方》）许多方中用到了大麻，其中有"治诸种淋方""治腕折骨损，痛不可忍方""反胃大验方""半夏汤"，主要的作用是止痛，减少胃液分泌，镇静。

103.《千金要方》用什么作为乌头的解毒剂？

乌头、天雄、附子毒可用大豆汁、饴糖、防风、远志、枣肉解毒。

104.《千金要方》记载的心肺复苏是怎样通气的？

治自缢死方，强卧，以物塞二耳，竹筒内其口中，使两人痛吹之，塞口傍无令气得出。

105. 唐代蔺道人著的《仙授理伤续断秘方》中所记载的"整骨药"是什么麻醉药？

整骨药中的麻醉药是大草乌。大草乌是黄草乌和膝瓣乌头的块根，大草乌中含有黄草乌碱甲、多根乌头碱、滇乌碱等。

106. 唐代薛用弱的《集异记》记载的取鼻中疣赘时是怎样麻醉的？

"狄梁公性闲医药，尤妙针术……有富室儿年可十四五鼻端生赘，大如拳石，根蒂缀鼻，触之酸痛刻骨……痛楚危极，倾刻将绝……即于脑后下针寸许乃询病者曰：针气已至病处乎？患者颔之。公邃出针，而疣赘应手而落……"狄仁杰利用针灸麻醉镇痛成功地为小儿去除鼻端赘瘤。

107. 《华佗神医秘传》中详细记载了专为痈、疽、疮、疡等开刀时的麻醉药方剂一组，共计三张处方，其中最为后人称道的方剂是什么？

三张处方中以"华佗琼酥散神方"最为后人称道，组方为：蟾酥一钱、半夏六分、羊踯躅六分、胡椒一钱八分、川乌一钱八分、川椒一钱八分、荜拔二钱研为末，每服半分，陈酒调服，如欲大开，加白酒药一丸。

108. 金代李东垣在《医学发明》中提出的疼痛机制是什么？

易水学派李东垣在《医学发明》中首次提出"痛者不通，通者不痛"的学术论点，创立了实痛症的病机学说。

109. 《扁鹊心书》中记载的"睡圣散"是什么麻醉药？

《扁鹊心书》为综合性医书，宋代窦材编撰于1146年。其中记载的"睡圣散"是我国较早的麻醉方剂，由山茄花和火麻花组成，服用之后昏睡不知痛。山茄花即曼陀罗花。

110. 宋人窦材怎样描述曼陀罗？

据宋人窦材描述："汉北回回地方有草名押不芦，以少许磨酒饮，即通身麻醉如死，加以刀斧亦不知……押不芦即曼陀罗。"

111. 陈与义在《曼陀罗花》中是如何描述曼陀罗花的？

"我圃殊不俗，翠蕤敷玉房。

秋风不敢吹,谓是天上香。

烟迷金钱梦,露醉木蕖妆。

同时不同调,晓月照低昂。"

诗的首句就点出此花的高贵不俗,不同于民间俗花,系来自上天仙界、佛国的花。用"秋风不敢吹,谓是天上香",来暗示其花味与众不同。陈与义的这首五言古诗,是古人为曼陀罗作歌的仅有的一首。

112. 李攸在《宋朝史实》中是如何描述曼陀罗的?

李攸在《宋朝史实》中记载:"置曼陀罗花酒中,既昏醉……,尽擒杀之。"由此可看出宋人用曼陀罗或其花置酒中充麻醉剂是较普遍的现象。

113. 司马光《涑水记闻》中所记载的曼陀罗花是怎样被杜杞利用而产生军事丑闻的?

《涑水纪闻》卷三:"杜杞字伟长,为湖南转运副使,五溪蛮反,杞以金帛官爵诱出之,因为设宴,饮以曼陀罗酒,昏醉,尽杀之,凡数千人。因立大宋平蛮碑,自拟马伏波,上疏论功。朝廷劾其弃信专杀之状,既而舍之,官至天章阁待制。"

114. 周密《癸辛杂识》中的"押不芦"是什么?

宋《癸辛杂识续集·押不芦》:"回回国之西数千里地,产一物极毒,全类人形,若人参之状,其酋名之曰'押不芦'。生土中深数丈,人或误触之,著其毒气必死……埋土坎中,经岁然后取出曝乾,别用他药制之,每以少许磨酒饮入,则通身麻痹而死,虽加以刀斧亦不知也。至三日后,别以少药投之即活。""押不芦"就是今天的曼德拉草。

115. 元代危亦林著的《世医得效方》中提到的"草乌散"是什么麻醉药?

草乌散是由曼陀罗花、乌药、草乌、川乌和茴香等组成,作为正骨手术用的麻醉药。

116. 李时珍《本草纲目》中提到洋金花具有麻醉作用,是怎样描述的?

"洋金花"首载于近代杨华亭撰写的《药物图考》,但是药用并作为专条记载其药理药性,则始见于明代李时珍的《本草纲目》,名为"曼陀罗花"。有一次,李时珍和许多朋友饮酒时,拿出了用曼陀罗花酿制的酒一起分享。他自己先喝一点,朋友也跟着喝,饮到半醉,发现在别人大笑时自己也想笑,别人跳舞时自己也不由自主想跟着舞动。后来在编写《本草纲目》时,李时珍将自己亲自体验曼陀罗花酒麻醉致幻的情景写入了书中:"相传此药笑采酿酒饮,令人笑;舞采酿酒饮,令人舞。予尝试之,饮须半酣,更令一人或笑或舞引之,乃验也。"

117.《本草纲目》中"蒙汗药"的制作方法是什么?有"解药"吗?

李时珍所著《本草纲目》一书中,详细记载了"蒙汗药"的制作方法:"八月采此花,七月采火麻子花,阴干,等分为末,热酒调服三钱,少顷昏昏如醉,割疮灸火,宜先服此,不觉痛也。"其中"此花"即为"曼陀罗花",意为 7 月采集火麻子花,8 月采集曼陀罗花,让这两种花自然阴干,按照等分比例磨成粉末,配合热酒调服三钱,只需少顷便能够让人昏昏如醉。如果在割疮灸火前服用此药,还能够让人免于疼痛。李时珍在书中还写了蒙汗药的解毒方法,即使用大豆和甘草混合可解毒,类似于现代医学中的"毒扁豆碱",可以解除蒙汗药的药性,让被麻醉者在短时间内恢复意识。

118.《证治准绳·外科》中是如何实施局部麻醉的?

《证治准绳》为明代王肯堂所撰,刊于 1602 年。书中记载的麻醉方法为:川乌、草乌、南星、半夏、川椒为末,用酒调擦。

119.《外科正宗》中是怎样描述麻醉的?

《外科正宗》是一部外科著作,明代陈实功撰,刊于 1617 年。书中写到,他在鼻息肉手术中,使用"回香草散"麻醉。回香草散是由回香草、高良姜两味药制成的局部麻醉药。他在书中记述:先用回香草散连吹入鼻黏膜两次,然后用一根丝线套上鼻息肉的根部,绞紧,向下一拔,息肉就脱落了。

120.《资蒙医经》中提到"蒙汗药"具体的组成是什么,可能起作用的药物成分是什么?

《资蒙医经》中记载了蒙汗药的配方:"闹羊花(羊踯躅)、川乌、草乌等 10 味药,极细为末而成。"其中,闹羊花常用于定痛平喘。在《中药大辞典》中有记载,用小白鼠热板法、电击法、兔中枢神经系统总和法均证明口服闹羊花煎剂有显著的镇痛作用,但治疗指数低(2.24),安全范围较窄。将花研成细粉做成混悬液、浸剂、酊剂(用时蒸去乙醇),通过电击小鼠尾巴法,证明各种制剂均有镇痛作用,其镇痛指数与阿片相似(闹羊花果实混悬液、阿片混悬液的镇痛指数分别为 28.9 及 30.0)。所不同者为阿片剂量增加则镇痛作用加强,而闹羊花剂量增加镇痛作用反而减弱,而且出现毒性症状。除此以外,川乌、草乌临床主要用于治疗风湿痹痛、关节炎等,具有良好的祛风除湿、消肿止痛效果。

121. 清代祁坤著的《外科大成》中"整骨麻药方"是什么?

　　川乌、草乌、胡茄子、闹羊花、倍用、麻黄、姜黄(等分),

　　上为末。茶酒任下。甘草水解。

　　川乌尖、草乌尖、生南星、生半夏(各五钱),胡椒(一两),蟾酥(四钱),一加荜拔(等分),一加细辛(为君),共为末,用烧酒调敷。喉麻木,任割不痛。

122.《普济方》中对麻醉药有何记载?

　　《普济方》为明代朱橚、滕硕、刘醇等编撰于 1390 年,卷三百九折伤门,肩胛骨脱落法、肋肢骨折损法等多次提到在正骨前"令患人服乌头散麻之"。例:肩胛骨脱落法,令患人服乌头散麻之。仰卧地上。左肩脱落者,用左脚登定。右肩脱落者,右脚登。凡伤损骨节不归臼者,此药服之,麻不知痛。然后用手整骨,猪牙、皂角、木鳖子、紫金皮、白芷、半夏、乌药、川芎、杜当归、川乌(各五钱),舶上茴香好红酒调下。若伤重刺痛,手近不得者,更加坐拿草、曼陀罗花各五钱入药,即倒不知痛处。

123. 清代赵学敏在其著作《串雅内编》中介绍的开刀麻醉药方和催醒剂是什么?

　　开刀麻醉药方:草乌、川乌、半夏、生南星、蟾酥各一钱,番木鳖、白芷、牙皂各三分。上药共为末,临时水调,敷一饭时,开刀不疼。庚生按:草乌、川乌宜用尖,半夏宜用生,或胡椒末亦可,用烧酒调更速。

　　催醒剂:以人参五钱,生甘草三钱,陈皮五分,半夏一钱,白薇一钱,菖蒲五分,茯苓五钱,煎服即醒。

　　庚生按:茉莉花根务宜慎用,《本草》言其醉人每至不醒。

124. 清代赵学敏的"换皮麻药方"是什么?

　　凡欲去皮之疮癣,先服此药,使其不知痛苦,然后开刀,掺生肌药。

　　羊踯躅三钱,茉莉花根一钱,当归一两,菖蒲三分,

　　水煎服 1 碗,即如睡熟,任人刀割不痛不痒。

125.《医宗金鉴》中的"琼酥散"有什么功效?

《医宗金鉴》为医学丛书,吴谦等主编,是乾隆年间政府组织编写的大型医学丛书,刊于 1742 年。书中记载"琼酥散":蟾酥(一钱)半夏(六分)闹羊花(六分)胡椒(一钱八分)川椒(一钱八分)荜拨(一钱)川乌(一钱八分),上七味,共为细末,每服半分,黄酒调服。如欲大开,加白酒药一丸。此散治一切肿毒等疮,服之开针不痛。

126. 汪森《粤西丛载》是如何描述曼陀罗花的?

据《粤西丛载》描述:"闷陀罗予官农部河南司时,一日曹事毕,遣吏承印还寓,涂遇一人引去他处,饮以酒,吏即昏迷若痜,印为盗去矣。数日,捕得盗者,讯之,云用风茄为末,投酒中,饮之即睡去,须酒气尽乃寤。问从何得之,云此广西产,市之棋盘街鬻杂药者,土人谓之巅茄。风犹颠也,一名闷陀罗。"

127. 最早关于中药外用麻醉方剂的记载是什么?

唐代《华佗神医秘传》载有"华佗外敷麻药神方",其组成为川乌尖、草乌尖、生南星、生半夏各五钱,胡椒一两,蟾酥四钱,荜拨五钱,细辛四钱,烧酒调敷,"专为施割症时,外部调敷之用。能令人知觉麻木,任割不痛"。

128.《外科大成》以及《医宗金鉴》载的"外敷麻药方"是什么?

《外科大成》以及《医宗金鉴》记载载的"外敷麻药方",组成为川乌尖、草乌尖、生南星、生半夏各五钱,胡椒一两,蟾酥四钱(一方加荜拨五钱,一方加细辛一两),"共研细末,烧酒调成糊状,敷于疮上,候麻木任割不痛"。

129.《证治准绳·疡医》中记载的麻醉药是什么?

用川乌、草乌、天南星、半夏、川椒为末,唾调外敷以麻醉止痛。

130.《疡医大全》中记载的麻醉药是什么?

《疡医大全》用川乌尖、草乌尖、生南星、生半夏、荜拨、胡椒各五钱,蟾酥一钱五分,上药为末,鱼胶烊化,入药拌匀阴干,用时水磨涂于肉上,药力麻住刀割不痛。

131.《种福堂公选良方》记载的孙武散是什么?

孙武散组成为荜拨、南星、生半夏、肉桂、乳香、没药、胡椒各一钱,川乌、草乌、三七、蟾酥各二钱,丁香八分,花蕊石二钱半,洋金花三钱,麝香少许,共为细末,临用敷之。

132.《喉症全科紫珍集》所载麻药有什么功效？

有麻醉止痛，止血生肌的功效，用于咽喉诸症，需用刀针刺割者。其组成为川乌、草乌、淮乌、烧盐各五钱，半夏、全蝎、白芷各三钱，天南星、细辛各一钱五分，川椒二十一粒。研细末，用时吹患处。

133.《理瀹骈文》记载的麻药是什么？

用川乌和草乌，研末凉水调，摊贴患处，用于缺唇缝合手术的麻醉。

134.《喉科枕秘》记载的麻药是什么？

用川乌、草乌和淮乌各等分，研末调敷，用后任人刀割，不痛不痒。

135.《咽喉经验秘传》记载的麻药是什么？

《咽喉经验秘传》记载的亦是喉科手术前的外用麻醉方剂，其组成为细辛、南星、半夏、牙皂各等分。

136.《伤科补要》中的代痛散是什么？

代痛散用生川乌、生草乌各五钱，乳香、没药、何首乌各一两，蟾酥三钱，为末，烧酒调敷，敷伤处便觉麻木，其痛可止。

137.《外科证治全书》中的羊花散是什么？

生南星、生半夏各二钱，闹羊花三钱，生川乌、生草乌各一钱，用麻黄根、芋艿叶拌上药末，或加蟾酥五分，雄黄少许。

138.《仙拈集》中的麻药散是什么？

川乌尖、草乌尖、生南星、生半夏各五钱，胡椒一两，蟾酥四钱，烧酒调敷疮症中，刀针不痛。

139.《金匮翼》提出的疼痛机制是什么？

《金匮翼》中指出："肝虚者，肝阴虚也……阴虚血燥，则经脉失养而痛。"由于素体虚弱、房劳多产导致肝肾之阴不足，骨髓不充，经脉失于荣养，出现腰膝酸软、足跟痛等。

140. 《素问·举痛论》提出疼痛的机制是什么？

"经脉流行不止,环周不休,寒气入经而稽迟,泣而不行……客于脉中则气不通,故卒然而痛。"又云:"热气留于小肠,腹中痛,瘅热焦渴,则坚干不得出,故痛而闭不通矣。"热结伤津,不通而致痛。指出邪客于经脉、脏腑之中,使经脉、腑气之气不通,气血运行受阻,故卒然而痛,即"不通则痛"的病机。

141. 何人何时编写了《急救危症简便验方》？

1672 年清代胡其重编写了《急救危症简便验方》。

142. 何人何时编写了《救急备用经验汇方》？

1801 年清代叶廷荐编写了《救急备用经验汇方》。

143. 何人何时编写了《急救广生集》？

1805 清代程鹏程编写了《急救广生集》。

144. 1662 年王肯堂著《诊治准绳》与 1773 年祁坤著《外科大成》记载的"开刀药方",具体成分是什么？

草乌、川乌、天南星、蟾酥等。

145. 《智取生辰纲》中杨志服的是什么蒙汗药？

曼陀罗花和阳起石等中药秘制而成的蒙汗药。

146. 中国古代是如何减轻分娩时的疼痛的？

产婆会按摩和温暖产妇腹部来缓解宫缩疼痛,此外助产者会给产妇提供各种鼓励支持来尽量使分娩容易些,类似于今天的导乐分娩。

147. 古代的麻醉方法有哪些？

在发现麻醉药以前,以应用植物性麻醉药(曼陀罗花、鸦片、印度大麻叶等)为主,亦有神经干机械性压迫、饮酒、放血,甚至棍棒敲晕患者等方式使其暂时丧失神志。

148. 古代实施全身麻醉的时候有没有监测生命体征？靠什么监测生命体征？

有。史料记载主要以观察患者神志、触摸脉搏等来判断患者全身情况。

149. 中药麻醉的理论依据是什么？

我国中医理论系统经过常年积累，已经相当完善，不论哲学价值还是科学意义均独特而完整，特别是五脏经络与阴阳五行，精气中藏着气象到气血中藏着精神等，于无形中渗透着各种中医理论知识。运用中医理论为人们治病的时候，将"正气存内而外邪不可干"作为指导思想。"正气存内而外邪不可干"为中心的中医理论亦可运用到麻醉领域。首先中药可合理地运用到重病患者的围术期。其次，中医理论技术讲究调整患者的内环境，可减轻手术过程中造成的创伤，以及西药麻醉药对患者气血产生的伤害。患者在手术之前借助中药来补气血，稳固阴阳，稳定气血，让其稳定运行，进而让患者的脏腑功能得到恢复，实现预防治疗术后并发症的目标。传承几千年的中医文化，讲究标本兼治，站在调理气血的角度，顺应阴阳五行的变化，利用辨证理论来进行治疗，以此让患者身体中气血、脏腑功能得到平衡。

150. 针刺麻醉的要点是什么？

取穴，针刺，得气，有一定的刺激频率。

151. 中国的麻醉学历史为什么一直处于原始萌芽状态？

中国的麻醉学历史，如果从华佗时代算起已历经1 800多年的发展，在麻醉、镇痛与急救复苏等方面的理论研究与实用技术均取得了很大成就，对世界医学的发展做出了巨大贡献。但由于历史上闭关锁国的政策，缺乏与外界的交流与引进外来文化，故始终处于原始状态。直至明末清初，随着西方传教士的来华，也带来了西方的近代科学与先进的医药技术，才促使中国现代医学事业的发展和进步。

（杨建军　曹江北　黄立宁）

参考文献

[1]　夏涵,邓硕曾,柴静.曼陀罗与中药麻醉的故事[J].实用疼痛学杂志,2019,15(02):158-160.

［2］　唐璇.中药麻醉史初考［J］.中医药文化,2014,9(05)：23-25.

［3］　甄雪燕,王利敏,梁永宣.华佗与麻沸散［J］.中国卫生人才,2013(08)：88-89.

［4］　黄辉.麻沸散［J］.中医药临床杂志,2013,25(02)：161.

［5］　张楠.古代麻醉药物的史实探析［J］.中华医史杂志,2012(02)：67-71.

［6］　江玉,和中浚.中国古代麻醉术发明史［J］.医学与哲学(人文社会医学版),2011,32(02)：74-76.

［7］　郑红梅.试述中药麻醉代表性药物［J］.实用中医药杂志,2009,25(03)：190-191.

［8］　吴金华,冉秀英,涂丽容,等.中药麻醉的现代研究进展［J］.中兽医学杂志,2008(05)：54-57

［9］　邓小明,姚尚龙,于布为,等.现代麻醉学［M］.5版.北京：人民卫生出版社,2020：6-8.

［10］　周水银,吕建林.世界外科发展史略［M］.苏州：苏州大学出版社,2018：5-7.

［11］　Edmond I Eger II, Lawrence J. Saidman, Rod N. Westhorpe. The wondrous story of anesthesia［M］. New York：Springer, 2014：3-16.

［12］　Joseph Rupreht, Marius Jan Van Lieburg, John Alfred Lee, et al. Anaesthesia essays on its history［M］. Berlin：Springer, 1985：133-137.

［13］　Juvin P, Desmonts JM. The ancestors of inhalational anesthesia：the Soporific Sponges (XIth-XVIIth centuries)：how a universally recommended medical technique was abruptly discarded［J］. Anesthesiology, 2000, 93(1)：265-269.

第二章

近 代 麻 醉 史

第一节 外国近代麻醉史

1. 英国化学家 Humphrey Davy 除了制备氧化亚氮外,还有哪些贡献?

Humphrey Davy(1778—1829 年)能蒸馏硝酸铵,制备各种不同浓度的氧化亚氮,同时他还发现了钠、钾、氯、氟等元素,是化学史上发现元素最多的化学家。1807 年,Humphrey Davy 电解熔融氢氧化钾,发现了金属钾,几天之后,他又从电解碳酸钠中获得了金属钠。

2. Peter Parker 在西医引入中国的传播方面,有哪些贡献?

1834 年,美国教会团体派耶鲁大学神学与医学双学位的 Peter Parker(1804—1888 年)到中国传教。1835 年,他在广州创办国内第一家现代化医院——博济医院,业务范围有眼科、外科、肿瘤等。Peter Parker 是把乙醚麻醉和氯仿麻醉引入中国的第一人。乙醚麻醉引入中国是中美医学交流的一件大事,是中国现代麻醉学发展的重要里程碑,也为现代外科学在我国的发展奠定了基础。Peter Parker 还十分重视与中国政府官员的联系,他曾任美国驻华公使,为西医的传入创造了良好的条件。

3. John Snow 是一名麻醉医师,为什么还被称为"流行病学之父"?

1838 年,John Snow 获得医学资格并成为皇家外科医师学院的成员,1844 年获得伦敦大学的医学博士学位。他是当时英国著名的麻醉医师,就职于伦敦大学圣乔治医院(St George's Hospital)。除此之外,他对伦敦霍乱流行的控制有突出贡献,并于 1849 年出版《霍乱的传播方式》(*On the Mode of Communication of Cholera*),因此被称为"流行病学之父"。

4. 何人何时最早实施了第一例乙醚麻醉?

Crawford Williamson Long(1815—1878 年),1839 年毕业于宾夕法尼亚大学,在纽约学习一年外科后,回到佐治亚杰弗逊镇成为一名乡村医生。1842 年 3 月 30 日,Crawford Williamson Long 实施了第一例乙醚麻醉。他在患者 James Venable 的口鼻上放一块毛巾,然后倒上乙醚,在患者失去知觉后,成功切除了患者颈部直径 1.5 英寸的肿瘤,患者在手术中没有感到疼痛。

5. 美国为什么把 3 月 30 日定为医师节?

1842 年 3 月 30 日,Crawford Williamson Long 实施了世界历史上第一例乙醚全身麻醉,但因地处偏僻,他的工作直到 1848 年才被报道。他的妻子为了纪念这一成功,以 3 月 30 日作为庆祝日并延续下来。1993 年,美国总统布什签署总统令,把 3 月 30 日定为美国的国家医师节(National Doctors' Day),以纪念 Long 的发现对促进人类健康发展和文明社会的进步所具有的划时代的意义。

6. Horace Wells 是怎样发现氧化亚氮有麻醉作用的?

1844 年 12 月 10 日,Horace Wells 去看一场关于笑气的表演,并让参加者体验一下氧化亚氮的娱乐。表演者吸入氧化亚氮后很快就变得狂躁,并在表演厅里追逐一男子时不慎摔倒在椅子上,胫部严重擦伤。通常受伤者是很痛的,但 Horace Wells 注意到表演者丝毫没有疼痛的表情。Horace Wells 上前去问他是否很疼,他回答说一点儿也不疼。有心的 Horace Wells 想到氧化亚氮也许能够用于牙科。第二天他在吸入氧化亚氮后,无痛地拔掉了自己的一颗智齿。

7. Horace Wells 用氧化亚氮行"无痛拔牙"的公开演示成功了吗?

1845 年,Horace Wells 在麻省总医院做了氧化亚氮麻醉下拔牙的公开表演。然而,由于笑气的浓度过低、用量不够,患者因疼痛大声哭了出来,观看的学者们嘲笑 Horace Wells 为骗子。此后 Horace Wells 虽然做了很多次无痛拔牙都很成功,但他的成就一直无法被公众认可。

8. 美国牙医 Horace Wells 的结局如何？

Horace Wells 在氧化亚氮麻醉下拔牙公演失败后，1845 年 4 月，他放弃了自己的牙科诊所转行做销售。1847 年 Horace Wells 开始研究氯仿，并对氯仿上瘾。在氯仿的作用下，1848 年 1 月 21 日(他 33 岁生日时)Horace Wells 冲上街，向两个妇女的衣服上撒了硫酸被逮捕入狱。清醒之后，Horace Wells 对自己的所作所为深感懊悔，切断了股动脉自杀，年仅 33 岁。Horace Wells 被埋葬于康涅狄格州哈特福德(Hartford)的雪松岭公墓。

9. 何人何时最早发明了空心针头？

1844 年，爱尔兰首都都柏林(Dublin)市 Meath 医院的外科医生 Francis Rynd (1801—1861 年)发明了空心针，从而促进了静脉注射药物的使用。在 1845 年，他出版了《液体注入神经的神经痛简介》(*Neuralgia-introduction of fluid to the nerve*)，书中报道了 2 例多次皮下注射吗啡治疗三叉神经痛的病例，但未描述使用的仪器。直到 1861 年的另一份出版物将其描述为"可伸缩套管针和套管，允许液体流动"仅通过重力作用使药物进入组织。

10. William Thomas Green Morton 的乙醚麻醉公开成功演示是什么时候？

1846 年 10 月 16 日，William Thomas Green Morton 于麻省总医院公开演示乙醚麻醉并获得成功，患者 Edward Abbott 是名 20 多岁的小伙子，患有颈部血管瘤，哈佛医学院首席外科医生 John Collin Warren 用了约 5 min 完成了肿块切除术。

11. William Thomas Green Morton 所谓的"Letheon"为何物？

在 1846 年 10 月 16 日乙醚麻醉公演之前，William Thomas Green Morton 给患者实施乙醚麻醉行无痛拔牙，麻醉效果十分满意。但为了保守秘密，他在乙醚中加了颜色，并称之为"Letheon"。

12. William Thomas Green Morton 的结局是什么？

William Thomas Green Morton 以乙醚麻醉发明者的身份向美国政府申请专利，要求把乙醚麻醉的主要功劳归于己有，但他的老师 Horace Wells 和曾经启发他的化学教授 Charles Thomas Jackson 都与 Morton 争夺专利权，官司打到法院，但多年一直毫无结果。Morton 为打官司争专利权付出的很大代价，他希望他的发

明能使自己大发钱财,但却未能如愿,从此心灰意冷,穷困潦倒。1868 年,49 岁的
他在纽约和夫人乘坐马车时突发脑出血死亡。

13. 为什么"乙醚纪念碑"是块"无字碑"?

William Thomas Green Morton 去世那年,在波士顿市政府资助下,艺术家
Thomas Lee 建造了一座乙醚纪念碑,那是块无字碑,至今仍树立在波士顿人民公
园里,用以纪念那些为现代麻醉学发展做出贡献的人。

14. 现代麻醉学的开端是什么?

1846 年 10 月 16 日,William Thomas Green Morton 乙醚麻醉公演成功,这一
事件成为现代麻醉学的开端。

15. 麻醉圣殿"Ether Dome"在哪里?

1846 年 10 月 16 日,William Thomas Green Morton 乙醚麻醉在麻省总医院
公演成功,麻醉圣殿"Ether Dome"指的是麻省总医院带着穹顶的手术演示厅。

16. 何人何时最早提出"anesthesia"一词?

"anesthesia"(希腊文 narcosis)源于 Oliver Wendell Holmes(1809—1894 年,
解剖学和生理学教授,曾为哈佛医学院主任)在 1846 年 11 月 21 日写给 William
Morton 医生(1846 年 10 月 16 日在美国麻省总医院首次向公众成功演示了乙醚麻
醉的牙科实习医生)的私人信件中的提议。希腊语中 an 是"没有"的意思,esthesia
是"知觉"的意思。他建议用麻醉(anesthesia)一词来描述患者吸入乙醚后对外科
手术创伤不能感知的状态。

17. 何人何时发现了箭毒的作用位点?

1846 年,法国 Claude Bernard(1813—1878 年)发现了箭毒作用于神经肌肉接
头处。

18. 何人何时在英国实施了第一例乙醚麻醉?

1846 年 12 月 19 日,牙医 James Robinson(1813—1862 年)在伦敦用乙醚麻醉
给一名女士拔出了磨牙。1846 年 12 月 19 日,William Fraser(1819—1863 年)在
苏格兰丹弗里斯-加洛韦(Dumfries and Galloway)医院实施了乙醚麻醉。

19. 何人何时首次把氯仿用于临床?

1847 年 James Simpson 首次把氯仿用于临床。苏格兰爱丁堡大学年轻的产科主任 James Simpson 跟他的两位好友邓肯和基思,经常在 James Simpson 家共同试验各种可能具有麻醉作用的物质。1847 年 9 月 4 日,三个人恰好试验了一种以前被他们忽视的物质——氯仿。最开始他们发现,吸入氯仿后自己会进入兴奋、多语的状态,但很快,三个人就失去意识昏倒了,直到第二天早上才醒过来。James Simpson 苏醒后马上就意识到他们发现了一种新的麻醉剂。James Simpson 随后用氯仿做小手术,然后又应用到产科,均得到了满意的效果。

20. 《一种比乙醚更有效的新型麻醉剂》(*On a New Anaesthetic Agent, more Efficient than Sulphuric Ether*)是何时发表的?

《一种比乙醚更有效的新型麻醉剂》发表于 1847 年 11 月 15 日。

21. 第一例与氯仿麻醉有关的死亡报道是什么?

1847 年 10 月,15 岁的 Hannah Greener 在乙醚麻醉下摘除了脚趾甲。Hannah Greener 是个私生子,受到虐待,过着艰苦的生活,长期忍受着脚痛的折磨。1848 年 1 月 28 日,她在氯仿麻醉下准备摘除另一只脚趾甲,但是在吸入氯仿的瞬间,Hannah Greener 死了。《时代》杂志(*Times*)报道了她的死亡,这是第一例与氯仿麻醉有关的死亡。死亡的真正原因尚不清楚,很可能死于氯仿导致的心律失常,也可能死于误吸。

22. 何人何时出版了第一本麻醉专著?

1847 年 John Snow 出版了《乙醚吸入麻醉》(*On the Inhalation of the Vapour of Ether in Surgical Operations*),这是第一部麻醉专著。

23. 何人何时在澳大利亚实施了第一例乙醚麻醉?

1847 年 6 月 7 日,澳大利亚的全科医生 William Pugh 在塔斯马尼亚州(Tasmania)的朗塞斯顿(Launceston)为 2 台外科手术患者实施了乙醚麻醉;悉尼牙医 John Belisario 在同一日实施了乙醚麻醉以缓解患者拔牙时的疼痛。二人各自在同一日、不同城市实施了乙醚麻醉,但谁更早些,未查到相关记录。

24. 何人何时在新西兰实施了首例乙醚麻醉?

1847 年 9 月 27 日,James Marriott 实施了新西兰的第一例乙醚麻醉,在麻醉状态下 John Fitzgerald 医生为一个监狱囚犯拔除了蛀牙。James Marriott 具有制作科学仪器的天赋,他是用自己发明的乙醚吸入器实施了乙醚麻醉。

25. 何人何时在加拿大实施了首例乙醚麻醉?

1847 年 1 月 17 日,曾到美国波士顿(Boston)访问的牙医 Samuel Adams 在加拿大圣约翰(St. John)市实施了第一例乙醚麻醉,为一名男性患者实施了手臂肿物切除术。

26. 何人何时在加拿大实施了首例氯仿麻醉?

外科医生 Edward Worthington 是加拿大第一个报道使用氯仿的人,时间为 1847 年 11 月 4 日。

27. 何人何时在墨西哥最先实施乙醚麻醉?

1847 年 3 月 29 日,毕业于宾夕法尼亚大学的 Edward Barton 实施了墨西哥的第一例乙醚麻醉。1846 年 5 月至 1848 年 2 月,美国与墨西哥爆发了一场关于领土控制权的战争。一名德国卡车司机在战争中双腿受伤需行截肢手术,一条腿被截肢,但因患者过于疼痛,另一条腿的截肢手术被推迟。第二天,也就是 1847 年 3 月 29 日,Edward Barton 在 Harney、Porter 和 Laub 医生的协助下,于截肢过程中使用了乙醚,致使患者对疼痛不敏感,从而完成了手术。

28. 何人何时在古巴最早实施乙醚麻醉?

1847 年 3 月 11 日,Vicente de Castr 为一名双侧鞘膜积液患者实施了古巴的第一例乙醚麻醉。

29. 何人何时在危地马拉最早实施了乙醚麻醉?

出生于危地马拉,并在巴黎接受过训练的 José Luna 于 1847 年 11 月实施了危地马拉的第一例乙醚麻醉,为患者 Urbano Paniagua 行手指截断术。

30. 何人何时在英国最早用氯仿麻醉?

1847 年,英国的 Simpson 发现并推广了氯仿麻醉。

31. 何人何时发表了《乙醚吸入麻醉》(*On the Inhalation of the Vapour of Ether in Surgical Operations*)?

1847 年,John Snow(1813—1858 年)发表了《乙醚吸入麻醉》。

32. 何人何时在瑞典最早实施了乙醚麻醉?

1847 年 3 月,瑞典卡罗琳斯卡学院(Karolinska Institute)的首席外科医生 Carl Ekströmer 实施了瑞典的第一例乙醚麻醉。

33. 何人何时在芬兰最早实施了乙醚麻醉?

1847 年 3 月,芬兰人 Carl von Haartman 实施了芬兰的第一例乙醚麻醉。

34. 何人何时在挪威最早实施了乙醚麻醉?

1847 年 3 月 Petter Winge 在挪威国立医院(挪威奥斯陆国家医院)实施了挪威的第一例乙醚麻醉。

35. 何人何时在丹麦最早实施了乙醚麻醉?

1847 年 2 月 20 日,实施了丹麦的第一例乙醚麻醉。

36. 何人何时最早报道了乙醚麻醉的死亡病例?

1847 年,George Hayward 报道了乙醚麻醉的死亡病例。

37. 何人何时在德国最早实施了乙醚麻醉?

1847 年 1 月 24 日,Johann Heyfelder(1798—1869 年)在埃尔朗根-纽伦堡大学实施了乙醚麻醉,行臀肌脓肿切开术。

38. 何人何时最早用乙醚行分娩镇痛?

1847 年,在首次成功演示手术麻醉四个月后,苏格兰产科医生詹姆斯·辛普森(1811—1870 年)用乙醚成功缓解了骨盆畸形妇女的分娩疼痛。随后,他将自己的职业生涯致力于分娩期间使用的麻醉,通过发现氯仿的麻醉特性增加止痛物质的量,改进当时的技术,并提高了整个欧洲和美国妇女的分娩安全系数。

39. 美国接受分娩镇痛的第一位产妇是谁？

美国接受分娩镇痛的第一位产妇是马萨诸塞州波士顿地区剑桥市的 Fanny Appleton Longfellow(1817—1861 年)。她的丈夫是当时美国著名的诗人和学者 Henry Wadsworth Longfellow。为了妻子的顺利分娩，Henry Wadsworth Longfellow 找到了当时著名的医生 Nathan Keep (1800—1875 年)实施分娩镇痛。Nathan Keep 有使用乙醚的经验，是当时哈佛大学的牙科学院院长。1847 年，Fanny Appleton Longfellow 在乙醚吸入下生下她的第三个孩子，她非常支持这种新型的镇痛药物。

40. 1847 年，John Snow 发明的面罩有何特点？

1847 年，John Snow 通过改造 Francis Sibson(1814—1876 年)使用的软鼻塞和口罩，开发了覆盖口和鼻的面罩，用于治疗面部神经痛。该面罩呈对称的设计，边缘有柔软的材料以适应面部轮廓，吸气阀和呼气阀由柔软的薄片制成。面罩取代了无效的口罩和鼻塞，成为麻醉医师的标志性工具。

41. 何人何时最早在人体使用氯乙烷？

1848 年，Heyfelder 首先在人体使用氯乙烷。

42. 何人何时在澳大利亚实施了首例氯仿麻醉？

1848 年 4 月 12 日，悉尼医院外科医生 Charles Nathan 实施了澳大利亚的第一例氯仿麻醉，患者是一名小女孩，手术医生是 McEwan。Charles Nathan 曾在 1847 年协助 John Belisario 实施了澳大利亚的首例乙醚麻醉。

43. 何人何时在古巴最早实施氯仿麻醉？

1848 年，Nicolas Gutierrez 在古巴实施了第一例氯仿麻醉。

44. 何人何时出版了《乙醚分娩镇痛》(*A Treatise on Etherization in Childbirth*)？

1848 年，Walter Channing 出版了《乙醚分娩镇痛》，书中详细介绍了他用乙醚行分娩镇痛的丰富经验。1812 年，Walter Channing 在宾夕法尼亚大学完成医学教育后，回到哈佛医学院，成为产科学和医学法学的教授。他是乙醚吸入缓解分娩疼痛的早期倡导者，1816—1847 年期间任哈佛医学院的第一位院长。

45. 何人何时在墨西哥最先实施氯仿麻醉?

1849 年,Pablo Martinez del Rio 实施了墨西哥的第一例氯仿麻醉。1878 年,他报告了自己在产科麻醉中使用氯仿的经验。他支持在普外科手术中使用氯仿麻醉,但不建议产科使用氯仿麻醉,以避免大量失血和死亡,尤其是难产时。

46. 何人何时在危地马拉最早实施了氯仿麻醉?

1850 年 2 月 21 日,José Luna 实施了危地马拉的第一例氯仿麻醉。

47. 何人何时把 J. Schlesinger 关于乙醚麻醉专著(德语)的荷兰版翻译成日语?

1850 年,Seikei Sugita(1817—1859 年)将 J. Schlesinger 关于乙醚麻醉专著(德语)的荷兰版翻译成了日语。

48. 何人何时创建了英国的第一所儿童医院?

1852 年,Charles West 在伦敦创建了英国第一所儿童医院 Hospital for Sick Children。

49. 何人何时开发了第一个真正的皮下注射器?

1853 年,苏格兰爱丁堡的医生 Alexander Wood(1817—1884 年)开发了第一个真正的皮下注射器,并用它将吗啡注射到疼痛的关节腔内,以缓解神经痛。1855 年他发表了对皮下注射针的研究。

50. Alexander Wood 最初使用的注射器是哪个制造商生产的?

1853 年,Alexander Wood 最初使用的注射器是由伦敦的一家仪器制造商 Ferguson 先生制造的,注射器有一个金属锥筒,金属锥筒上有一个用于针头的螺丝配件。Alexander Wood 通过皮下注射治疗神经痛的方法在英国迅速流行起来。这个注射器的广告为"亚历山大·伍德博士的麻醉注射注射器"(Dr Alexander Wood's narcotic injection syringes)。

51. 何人何时为英国维多利亚女王行分娩镇痛?

1853 年,维多利亚女王在她的第八个孩子 Leopold 王子出生时使用氯仿以缓解分娩时的疼痛,结束了长期以来对分娩镇痛的道德反对。1857 年,她的第九个孩子 Beatrice 公主出生时,也接受了氯仿麻醉。麻醉医师是 John Snow。

52. 英国维多利亚女王是怎么描述分娩镇痛的?

据女王传记作者 Elisabeth Longford 报道,女王在 Leopold 王子出生后的日记中写道:"思诺医生用神圣的氯仿(帮助分娩),效果是舒缓的,安静的,令人愉快的,舒适感无法衡量。"

53. 何人何时在冰岛最早实施了乙醚麻醉?

在冰岛北海岸小镇阿库雷里(Akureyri)工作的全科医生 Jon Finsen,于 1855 年实施了冰岛的第一例乙醚麻醉。

54. 何人何时首次从 Coca 叶中提取活性成分?

1855 年,德国化学家 Friedrich Gardeke(1828—1890 年)首次从古柯叶中提取其活性成分,取名为古柯碱(erythroxyline)。

55. 何人何时在日本实施了第一例乙醚麻醉?

1855 年,Seikei Sugita(1817—1859 年)实施了日本的第一例乙醚麻醉,手术为乳房切除术。

56. 何人何时创建了美国第一所儿童医院?

1855 年,Francis W Lewis、T Henson Bache 和 Charles Bingham Penrose 在费城创建了美国的第一所儿童医院费城儿童医院(Children's Hospital of Philadelphia)。

57. 氧化亚氮是何时被装入筒中使用?

1856 年,氧化亚氮作为压缩气体装在金属的圆柱筒中使用。

58. Albert Niemann 何时把 Coca 植物中的提取物命名为可卡因?

1856 年,Albert Niemann(1880—1921 年)从古柯叶中提取生物碱,命名为可卡因,并发现可卡因可使舌头麻木。

59. Glover 是怎样对氯仿和阿片类药物成瘾的?

1856 年,Glover 在克里米亚战争期间为缓解痢疾相关症状而使用了阿片和氯仿并上瘾,在以后的 3 年里他大量使用氯仿和阿片,最终"因过量摄入氯仿导致中毒而意外死亡"。

60. 何人何时最早出版了《氯仿和其他麻醉剂》？

1858 年，John Snow 出版了《氯仿和其他麻醉剂》(*On Chloroform and other Anaesthetics*)。

61. John Snow 的结局是什么？

在 John Snow 45 岁的时候，不幸卒中发作。当他在写最后一本著作《氯仿和其他麻醉剂》时，卒中突然发作，从那以后，他再也没有清醒过来。1858 年 6 月 16 日下午 3 时，John Snow 接受安乐死，平静地睡去，死后葬于布朗普顿(Brompton)公墓。他的著作《氯仿和其他麻醉剂》于 1858 年去世后出版，在当时是一本非同寻常的科学著作。

62. 麻醉护理起源于哪个国家？

麻醉护理起源于美国。

63. 何时出现了第一批麻醉护士？

1861 年，国际上正式出现了麻醉护士。

64. 何人何时在日本实施了第一例氯仿麻醉？

1861 年，Genboku Ito 实施了日本的第一例氯仿麻醉，手术方式是截肢术，氯仿是一位荷兰海军医生从荷兰进口的。

65. 多米尼加共和国(the Dominican Republic)的首例乙醚麻醉是何时实施的？

1861 年。

66. Clover 氯仿麻醉机是何时开始使用？

1862 年，Clover 氯仿麻醉机问世，到 1868 年才开始普遍使用。

67. Karl von Schroff 何时发现可卡因可使舌头产生麻木感？

1862 年，Karl von Schroff(1802—1887 年)向维也纳医学会报道，描述可卡因涂抹在舌头上时会产生麻木感，但未使用可卡因来缓解手术疼痛。

68. **Walta 何时实施低温麻醉?**

1862 年,Walta 实施低温麻醉。

69. **何人何时最早合成了巴比妥酸?**

1864 年,Adolf von Baeyer(1835—1917 年)将尿素与丙二酸二乙酯缩合,合成了丙二酰脲,并命名为"巴比妥酸"。尽管巴比妥酸本身并不影响中枢神经系统,但它使拜耳(Bayer)公司的科学家随后开发出许多不同的具有镇静和催眠作用的巴比妥酸化合物。

70. **何人何时创建了 Mayo Clinic(梅奥诊所)?**

1864 年梅奥医生在明尼苏达州罗切斯特市创建了一个以救治美国南北战争伤员为主的诊所。战后梅奥医生的两个儿子秉承父业,与当地一所女修道院合作,扩大诊所规模。从 20 世纪初开始,梅奥诊所逐渐创建起了一套新的医学管理模式、医学理念和治疗手段,现在的梅奥诊所已成为代表世界最高医疗水平的医疗机构之一。梅奥诊所虽被称为"诊所",但实际上是一所拥有悠久历史的综合医学中心。

71. **何人何时最早提出了抗菌术(antisepsis)?**

1867 年 3—9 月,Joseph Lister 在《柳叶刀》发表了一系列标题为《外科实践中的抗菌原则》(Antiseptic Principle of the Practice of Surgery)的论文,介绍外科实践中的抗菌原则,主张外科医生手术前用 5% 的苯酚溶液洗手、清洗仪器,并在手术室喷洒溶液。

72. **何人何时系统报道了可卡因的麻醉特性?**

1868 年,T. Morenoy Maiz 系统报道了可卡因的麻醉特性。T. Morenoy Maiz 后来担任秘鲁军队总医师,遗憾的是他并未用可卡因来缓解手术引起的疼痛。

73. **何人何时最早研究了氧化亚氮和氧气的混合使用?**

1868 年 Edmund Andrews 研究了氧化亚氮和氧气的混合使用。

74. **何人何时报告说水合氯醛可以用作静脉麻醉药?**

1869 年,德国内科医生和药理学家 Oskar Liebreich(1839—1908 年)报道水合氯醛可以用作静脉麻醉药。

75. 何时何人最早发明了"Jaw Thrust"？

1873 年挪威外科医生 Jacob Heiberg（1843—1888 年）发明了"Jaw Thrust"（推下颌）来打开气道，并于 1873 年发表了文章。这项新技术挽救了很多人的生命。

76. 何人何时首次提出了术中自体血回输这一输血方式？

1874 年 Highmore 将自体血回输广泛用于产后出血的治疗，并首次提出了术中自体血回输这一输血方式。

77. Francis Sibson 在麻醉学领域取得了哪些成就？

Francis Sibson 1814 年出生于英格兰，17 岁毕业于爱丁堡皇家外科医学院。1835—1848 年，他是诺丁汉总医院的外科住院医生和药剂师。1844 年他指出某些操作可能会刺穿锁骨上部分的胸膜（Sibson 筋膜），比锁骨上臂丛神经阻滞早几十年提出此问题。1848 年他发现了乙醚麻醉和氯仿麻醉期间瞳孔的变化。他还是早期研究氯仿麻醉死亡病例的专家，并指出深度麻醉下若自主呼吸停止，应立即行人工呼吸。1851—1876 年他在伦敦圣玛丽医院工作。1876 年 9 月 7 日在日内瓦去世。

78. 何人何时最早发明了便携式可调节的乙醚吸入器？

1877 年，Joseph T. Clover 发明了便携式可调节的乙醚吸入器。

79. 可卡因何时被引进到日本？

1878 年，可卡因被引进到日本，用于拔牙时的止痛。

80. 何人何时第一个建议可卡因可作为局部麻醉药？

1880 年，爱沙尼亚人 Basil von Anrep（1852—1927 年）把可卡因注射到自己胳膊皮肤下，发现能导致感觉丧失，建议可卡因可作为局部麻醉药，但并未把它引入临床实践。

81. 何人何时最早使用吸入氧化亚氮和氧气行分娩镇痛？

1881 年，Stanialaw Klikovich 使用吸入氧化亚氮和氧气行分娩镇痛。

82. 油画《使用乙醚的首次手术》(*the First Operation under Ether*)是哪位画家的作品?

　　1882 年,距离乙醚麻醉公演之日 36 年后,很多当事人已经过世。一位年轻画家 Robert Hinckley 决定将乙醚日这一伟大的历史事件画成画作。乙醚日那年,Robert Hinckley 还没有出生,他用 11 年的时间采访仍在世的当事人,查阅当时的档案和报纸,逐渐还原手术当时的景象,在 1893 年完成了这一作品。如今,这幅画作为医学史上最著名的画作之一,收藏在波士顿医学图书馆供人瞻仰。

83. 何人何时合成环丙烷?

　　1882 年,August von Freund 合成了环丙烷。

84. 何人何时最早介绍了闭合式胸部按压技术?

　　1883 年,德国医生 Gotting Franz Koening 最早介绍了闭合式胸部按压技术。

85. 何人何时首次研究了乙醇的药理学?

　　1883 年,Schmiedeberg 第一次研究了乙醇的药理学。

86. 何人何时首次把可卡因用于眼科手术?

　　1884 年 9 月 11 日,维也纳眼科诊所的医生 Carl Koller(1857—1944 年)在可卡因麻醉下对 1 名青光眼患者实施了手术。

87. 什么事件标志局部麻醉的诞生?

　　1884 年 9 月 15 日,在德国海丁堡的眼科大会上,Carl Koller 的同事 Joseph Brettauer(1835—1905 年)代为宣读了 Carl Koller 用可卡因麻醉用于眼部手术的论文,标志着局部麻醉的诞生。Carl Koller 当时因缺乏出席会议的资金,所以没有参会。

88. 可卡因何时用于外周神经阻滞?

　　1884 年末,William Halstead(1852—1922 年)和 Richard Hall(1856—1897 年)将可卡因用于下颌神经阻滞。

89. 神经阻滞麻醉的开端是什么?

1884 年末,William Halsted 和 Richard Hall 把可卡因用于下颌神经阻滞,虽然当时采用的并非当前经典的经皮穿刺神经阻滞技术,而是采用了手术暴露出神经后直接实施神经注射阻滞的方法,但仍被视为神经阻滞的开端。

90. 何时在古巴最早用可卡因行表面麻醉?

1884 年,古巴医生开始在可卡因局部麻醉下行眼科手术。

91. 气管插管何时第一次用于临床?

气管导管第一次被明确记录用于临床治疗是在 1885 年由美国儿科医生 Joseph O'Dwyer 完成,当时他采用盲插技术置入金属导管拯救了一例白喉患者。在此之前拯救白喉患者最常用的技术为气管切开。此病例后,这种盲插技术在 1888 年的《纽约医学杂志》上第一次公开发表,并在同年被成功应用于胸科手术机械通气中。O'Dwyer 医生所使用的插管套件包括开口器、送入和拔出导管的工具以及金属导管。

92. 何人何时首次把可卡因用于硬膜外麻醉?

1885 年,James Leonard Corning(1855—1923 年)首次把可卡因用于硬膜外麻醉。

93. 何人何时在瑞典最早应用可卡因行局部麻醉?

1885 年,喉科医生 K Malmsten 最早应用可卡因行局部麻醉。

94. 何人何时出版了第一部局部麻醉的教科书?

1886 年,Corning 出版了第一部局部麻醉的教科书。

95. 何人何时在墨西哥最早用可卡因行局部麻醉?

Fernando López Sánchez 是部队的外科医生和眼科医生,曾在巴黎接受培训。1886 年,他回到墨西哥,开始局部使用可卡因进行浅表眼部手术。

96. 何人何时在丹麦最早应用可卡因?

1886 年,丹麦人 Ernest Schmiegelow 最早用可卡因做局部麻醉。

97. 何人何时最早发明了蒸气灭菌？

1886 年，Ernst Von Bergmann（1836—1907 年）发明了蒸气灭菌，从而确保仪器的无菌性。

98. 何人何时首次描述了心脏电活动曲线？

August Waller 于 1887 年首次描述了心脏电活动曲线。

99. 何人何时设计出第一台使用氧气和氧化亚氮的麻醉机？

1887 年，伦敦麻醉医师 Frederick W. Hewitt（1857—1916 年）设计出第一台使用氧气和氧化亚氮的麻醉机。

100. 第一个在日本在中草药中提取麻黄碱的人是谁？

1887 年，日本药剂师 Nagayoshi Nagai 从中草药中提取了麻黄碱。

101. 何人何时出版了英国第一本麻醉学教科书？

1888 年，Dudley Buxton（1855—1931 年）出版了英国第一本麻醉学教科书《麻醉剂》（*Anaesthetics*）。

102. 何人何时实施了首例小儿先天性膈疝手术？

1889 年，纽约市的 Joseph O'Dwyer 实施了第一例小儿先天性膈疝手术，但手术以失败结束。

103. Drager（德尔格）公司何时成立？

Drager（德尔格）公司于 1889 年成立于德国吕贝克，作为一个家族经营的企业已经历第五代，是医疗和安全技术的国际先行者。"生命的技术"是公司的基本准则和使命。无论技术运用在哪里，临床、工业、采矿或紧急服务，德尔格的产品都在保护、支持和拯救生命。医疗分公司的产品系列涵盖了麻醉工作站、用于重症监护和家庭治疗的呼吸通气设备、急诊和转运呼吸装置、婴儿保温治疗设备、患者监护设备以及气体管理系统等。

104. 何人何时最早发明了橡胶手套？

1889 年，William Halsted 发明了橡胶外科手套。

105. 谁是世界范围内第一个麻醉学教授?

1889 年,牙科医生 Henry Isaiah Dorr 被费城口腔医学院任命为口腔医学和麻醉学教授,他成为世界范围内第一个麻醉学教授。

106. 何人何时首次合成苯佐卡因?

1890 年,Eduard Ritsert 首次合成了苯佐卡因。

107. 何人何时介绍了腰椎硬膜外穿刺术?

1891 年,Walter Wynter 和 Heinrich I. Quincke 介绍了腰椎硬膜外穿刺术。

108. 何人何时最早出版了第一本麻醉期刊?

1891 年,Samuel Hayes 开始出版季刊《牙科和外科微观世界》(*Dental and Surgical Microcosm*),这被认为是第一本麻醉杂志。Samuel Hayes 于 1897 年去世,他去世后这个期刊便不再出版了。

109. 何人何时最早介绍了局部浸润麻醉?

1892 年,Carl Schleich 介绍了局部浸润麻醉。

110. 何人何时最早介绍了神经阻滞这一概念?

1892 年,Francois Frank 介绍了神经阻滞这一概念。

111. 谁是实施臂丛神经阻滞的第一人?

William Halsted(1852—1922 年)。

112. 第一位专门从事麻醉的女医生是谁?

Isabella Herb(1863—1943 年)是已知第一位专门从事麻醉的女医生。Isabella Herb 1892 年毕业于芝加哥女子医学院,曾在玛丽·汤普森医院(Mary Thompson Hospital)实习。1897 年在奥古斯塔纳医院(Augustana Hospital)开始了她的麻醉生涯,于 1898 年发表了第一篇论文 *Observations on one thousand consecutive cases of anesthesia in the service of Dr A. J. Oschner*。1899 年,她成为梅奥诊所的第一位麻醉医师及病理学家。1904 年,她离开麻醉科,从事病理学研究。1909 年,她被任命为芝加哥长老会医院(Presbyterian Hospital)和拉什医学

院(Rush Medical College)的主任麻醉医师,是医学院教员中的第一位女性。

113. 第二位专门从事麻醉的女医生是谁?

Mary Botsford(1865—1939 年)是第二位专门从事麻醉的女医生。Mary Botsford 1897 年毕业于加利福尼亚大学医学系(现加利福尼亚大学旧金山分校),班里共 59 名同学,她是 8 名女性之一,曾在旧金山儿童医院实习。1898 年,她获得了麻醉医师的头衔。Mary Botsford 吸引了许多女性麻醉医师到旧金山接受培训。1922 年,她担任加州医学会的第一任主席。

114. 世界上第一个麻醉协会什么时候成立?

世界上第一个麻醉协会是伦敦麻醉医师协会(the London Society of Anesthetists),成立于 1893 年,创始人是 Adolph Erdmann。

115. 《麻醉医师协会会刊》(*Transactions of the Society of Anesthetists*)是什么时候创办的?

1893 年,《麻醉医师协会会刊》创办,随后发行多期。

116. 伦敦麻醉医师协会何时成立?

1893 年,英国第一个麻醉协会——伦敦麻醉医师协会成立。

117. 麻醉记录始于何时?

1894 年,Ernest Amory Codnan 和 Harvey W. Cushing 开始使用麻醉记录单,记录术中的给药情况和患者的生命体征。

118. 哪些人对麻醉学有突出的贡献,同时又是麻醉药的成瘾者?

Davy、Horace Wells、Glover 和 William Halsted 都是麻醉药的成瘾者。1894 年,Mattison JB 发表在 JAMA 的文章《医务人员中的吗啡成瘾》(*Morphinism in Medical Men*)中指出他所在医院 70% 的吗啡成瘾患者是医生。1883—1900 年间在安大略省治疗中心接受治疗的男性吗啡成瘾者,亦有 35% 是医生。

119. 用听诊器监测心脏和呼吸音始于何时?

1896 年。

120. 何人何时最早发明了全玻璃注射器?

H. Wulfing Luer 是巴黎第三大仪器制造商。Luer 在 1896 年开发出全玻璃注射器,但并未广泛使用,因为金属注射器存在消毒问题。1945 年,英国医学研究委员会(British Medical Research Council)建议使用全玻璃型注射器。

121. 何人何时首次提出使用鼻咽通气道?

1897 年,德国外科医生 Carl Lauenstein(1850—1915 年)描述了使用鼻咽通气道提供通畅气道的方法。

122. 何人何时首次把可卡因用于脊髓麻醉?

1898 年,德国外科医生 August Bier 用 5 mg 可卡因行第一例脊髓麻醉。

123. 合成的第一个酰胺类局部麻醉药是什么?

1898 年合成了第一个酰胺类局部麻醉药 Niraquine,但因局部刺激明显未广泛使用。

124. 何人何时最早发表了挪威第一篇详细描述麻醉实践的文章?

1898 年,Ingjald Reichborn Kjennerud(1865—1949 年)在挪威医学会杂志上发表了《麻醉和局部麻醉》(*Anesthesia and Local Anesthesia*),这是挪威第一篇详细描述麻醉实践的文章。

125. 何人何时最早发现了肾素?

肾素最早于 1898 年由瑞典斯德哥尔摩(Stockholm)市卡罗琳学院(Karolinska Institute)生理学家 Robert Tigerstedt 发现、描述并命名。卡罗琳学院建校于 1810 年,是瑞典著名的医学院,世界顶尖医学院之一。

126. 何人何时在挪威最早实施了脊髓麻醉?

1898 年,在 August Bier 的报告发表后不久,挪威年轻的外科医生 Kristian Igelsrud 就在特罗姆索医院(Tromsoe Hospital)实施了挪威的第一例脊髓麻醉。

127. 什么事件标志着麻醉专业在加拿大的开始?

1899 年,William Hutton 被任命为加拿大曼尼托巴(Manitoba)省温尼伯总医院(Winnipeg General Hospital)的"荣誉麻醉医师",这标志着麻醉专业在加拿大的开始。

128. 何人何时首次分离出肾上腺素？

1899 年,Abel Jaon Jacob 首次自肾上腺髓质分离到一种活性成分,并称其为副肾素,即肾上腺素。

129. 何人何时发表了第一篇经鼻插管的论文？

由于材料的局限性,十九世纪时的气管导管大多为金属材质,随着第二次工业革命的完成,市面上出现了新型的塑料和橡胶材料。1900 年,德国外科医生 Franz Kuhn 利用新型材料制作了可弯曲的导管,并发表了经鼻插管的第一篇论文,他认为经鼻插管给外科医生留出了更多的口腔操作空间,尤其在当时战争中大量的颌面部手术需求下。

130. 墨西哥何时最早实施脊麻？

1900 年 7 月,在墨西哥瓦哈卡州,Ramon Pardo 在 $L_4 \sim L_5$ 间隙注射了 15 mg 盐酸可卡因行脊麻,顺利完成了截肢手术。他使用了一个 Pravaz 注射器和一个由 Theodore Tuffier 设计的 9 cm 长的针头来获取脑脊液并注射可卡因。

131. 何人何时在古巴最早行蛛网膜下腔麻醉？

1900 年,Emilio Nuñez 用可卡因实施了古巴的第一例蛛网膜下腔麻醉。

132. 何人何时进行了第一次成功的开胸心脏按压术？

1901 年,挪威外科医生 Christian Igelsrud 进行了第一次成功的开胸心脏按压术。

133. 何人何时最早开展了骶管麻醉？

1901 年,Ferdinand Cathelin 和 Jean Enthuse Sicard 开展了骶管麻醉。

134. 何人何时在日本实施了首例脊麻？

1901 年,Otoziro Kitagawa 在日本实施了第一例脊麻,用于缓解患者的顽固性疼痛,使用的局部麻醉药是 α 或 β-尤卡因($C_{15}H_{21}NO_2$)。

135. 何人何时在危地马拉最早实施了脊麻?

1901 年,曾在巴黎接受训练的 Juan Ortega 实施了危地马拉的第一例脊麻,使用的药物是 0.15 g 可卡因,完成的手术是腹股沟疝修补术。

136. 何人何时实施了首个开胸 CPR?

1901 年,K Igelsrud 在 Tromsoe Amtsykehus 医院进行了世界上第一次成功的开放式心肺复苏术。

137. 何人何时首先发现将肾上腺素加入可卡因可延长局部麻醉的时效?

1902 年,Heinrich F. Braun 发现将肾上腺素加入可卡因可延长局部麻醉的时效。

138. 何人何时最早发明了可调节吸入浓度的氯仿吸入器?

1902 年,英国 A. G. Vernon Harcourt 发明了可调节吸入浓度的氯仿吸入器。

139. 何人何时最早发现了 ABO 血型系统?

1902 年,奥地利病理遗传学家 Karl Landsieiner(1868—1943 年)宣布了 20 世纪医学的重要发现之一,即 ABO 血型系统,提出人类存在着 4 种血型,即 A 型、B 型、AB 型和 O 型。

140. Simpson 何时实施的低温麻醉?

1902 年,Simpson 把乙醚麻醉的动物低温至 25℃。

141. 何人何时最早描述了 Dräger 兄弟生产的麻醉机?

1902 年,Roth 描述了使用压缩气体和减压阀 Dräger 兄弟生产的麻醉机。

142. 何人何时制造出了第一台心电图机?

1903 年,荷兰医师和生理学家 Willhelm Einthoven 发明了最早的心电图量测装置,并因此于 1924 年获得诺贝尔生理学与医学奖。

143. 何人何时首次合成斯妥伐因?

1904 年,Ernest Fourneau 合成了斯妥伐因(stovaine)。

144. 何人何时首次合成普鲁卡因?

1904 年,Alfred Einhorn(1856—1917 年)和他的同事首次合成了普鲁卡因。

145. 在英国,麻醉药何时被列为医学课程和考试科目?

1904 年,医学总会(the General Medical Council)将麻醉药列为每门医学课程和考试应包含的第 16 个科目。这不仅适用于每一所大学医学院,也适用于皇家医师学院和药剂师协会的联合资格认证。

146. 何人何时首先把普鲁卡因用于临床?

1905 年,Heinrich Braun 首先把普鲁卡因用于临床。

147. 何人何时最早在全身体表降温、阻断循环下行心脏手术?

1905 年,比奇洛和雪旺在全身体表降温、阻断循环下进行了心脏手术。

148. 何人何时实施了首例小儿先天性心脏病手术?

1905 年,德国医生 Lothar Heidenhain(1860—1940 年)成功地为一名 9 岁的儿童实施了先天性心脏病手术。

149. 世界上第二个麻醉医师协会是什么时候成立的?

1905 年 10 月 6 日晚上,8 个年轻的布鲁克林医生和一名医学生会面,组成了世界上第二个麻醉协会——长岛麻醉医师协会(the Long Island Society of Anesthetists)。

150. 美国麻醉师协会何时成立?

1905 年 10 月 6 日,长岛麻醉医师协会成立。1911 年,更名为纽约麻醉医师协会(the New York Society of Anesthetists)。1936 年 12 月,更名为美国麻醉师协会(the American Society of Anesthetists)。1945 年,更名为美国麻醉医师协会(the American Society of Anesthesiologists)。

151. 美国麻醉医师协会的徽章是谁设计的?

Paul Wood 设计的。

152. 美国麻醉医师协会的徽章有什么象征意义?

徽章为圆形,表示协会的团结一致。圆形的外周是协会的英文全称;圆形的下部是协会的名称变化,从 1905 年的长岛麻醉医师协会,到纽约麻醉医师协会,再到美国麻醉医师协会;圆形的中央是导向轮、盾牌、大海、灯塔、船、星星、月亮、乌云等,寓意为天空布满乌云,大海波涛汹涌,患者是一艘在海中航行的船,在熟练的导航员(麻醉医师)的引导下,凭借其对"睡眠艺术"的可靠知识和永恒的警惕,最终在未知领域的航行获得了安全和快乐。"警惕"(vigilance)是座右铭。

153. 何人何时首先合成了琥珀胆碱?

Hunt 和 Traveau 于 1906 年在波士顿合成了琥珀胆碱。

154. 变态反应(allergy)一词的来源是什么?

1906 年,Baron Clemens von Pirquet 根据希腊语的 allos(其他的)和 ergos(活动)合成变态反应(allergy)一词。Baron Clemens Von Pirquet 是变态反应发展史上举足轻重的人物,他发现注射破伤风抗毒素血清可使很多外伤患者避免发生破伤风。但同时又会使不少人在再次注射这种血清时出现强烈反应,严重者甚至会死亡,他将这种反应称作 Allergy。1906 年被视为变态反应学发展的元年,而Baron Clemens Von Pirquet 则被奉为变态反应学鼻祖。

155. 何人何时最早发明了手持式喉镜?

1907 年,Chevalier Jackson 发明了手持式喉镜。

156. 何人何时首次指出脊麻时局部麻醉药的比重是影响药物扩散的重要因素?

1907 年,英国医生 Arthur E. Barker 使用重比重的局部麻醉药行脊麻,并首次指出脊麻时局部麻醉药的比重是影响药物扩散的重要因素。

157. 何人何时最早描述了椎旁阻滞?

1908 年,产科医生 Sellheim 最早描述了椎旁阻滞。

158. 何人何时发明了口咽通气道?

1908 年,Frederick w. Hewitt(1857—1916 年)发明了一个口咽通气道。

159. 何人何时第一次描述"静脉区域麻醉"？

1908 年，August Bier 第一次描述"静脉区域麻醉"，称 Bier 阻滞法。

160. 何人何时最早设计出乙醚-空气吸入器？

1908 年，法国医师 Louis Ombredanne 设计出乙醚-空气吸入器。

161. 何人何时最早为转子流量计申请专利？

1908 年，Küppers 为转子流量计申请了专利。

162. 第一种通过静脉注射产生外科麻醉作用的药物是什么？

1909 年，俄罗斯药理学家 Nicholas Krawkow（1865—1924 年）在圣彼得堡证明了氨基甲酸-2-戊酯（hedonal）的麻醉特性。这是一种氨基甲酸乙酯衍生物，主要用于治疗失眠。这是第一种通过静脉注射产生外科麻醉作用的药物，但其在水中的溶解量很小，起效缓慢，催眠作用持续时间很长。

163. 何人何时最早创办了第一个麻醉护士学校？

1909 年，Agnes McGee 在美国俄勒冈州（Oregon）波特兰（Portland）创办了第一所麻醉护士学校。

164. 何人何时最早发现了组胺？

1910 年，英国生理学家 Henry Dale 在研究麦角浸出物时发现其中含有一种能使平滑肌收缩的物质，将其命名为组胺。

165. 转子流量计何时用于麻醉机？

1910 年，转子流量计用于新型麻醉机的气体输送。

166. 何人何时第一次使用氧化亚氮自控吸入行分娩镇痛？

1911 年，A. E. Guedel 第一次使用氧化亚氮产妇自控吸入行分娩镇痛。

167. 何人何时经腋路完成了第一例经皮肤行臂丛神经阻滞？

1911 年，Georg Hirschel（1875—1963 年）经腋路完成了第一例经皮肤行臂丛神经阻滞。

168. 何人何时最早实施了锁骨上臂丛神经组织？

1911 年，Diedrich Kulen(1880—1963 年)描述了锁骨上入路的臂丛神经阻滞。

169. 美国麻醉师协会是何时成立的？

1912 年，美国麻醉师协会(American Association of Anesthetists)成立。

170. 瑞典 AGA 公司是何时成立？

诺贝尔奖获得者 Nils Gustaf Dahlén(1869—1937 年)在 19 世纪末创立了瑞典 AGA 公司，该公司可生产麻醉机，还提供氧气、氧化亚氮和环丙烷。Nils Gustaf Dahlén 是瑞典物理学家与发明家，研究领域为机械工程的应用，1912 年获得诺贝尔物理学奖。

171. 何人何时用侧入法穿刺行硬膜外阻滞成功？

1913 年，Heile 用侧入法穿刺行胸部硬膜外阻滞成功。

172. 谁是加拿大第一位女性全职麻醉医师？

Margaret McCallum Johnston 是加拿大第一位女性全职麻醉医师。她于 1914 年被任命为多伦多女子学院医院(Women's College Hospital)的第一位麻醉科主任，她的丈夫 Samuel Johnston(1869—1947 年)也是当时加拿大著名的麻醉医师。

173. 何人何时出版了第一部比较全面的麻醉学专著《麻醉学》(*Anesthesia*)？

1914 年，James Taylor Gwathmey 出版了第一部比较全面介绍麻醉的专著《麻醉学》。

174. 州际麻醉医师协会何时成立的？

1915 年，州际麻醉医师协会(the Interstate Association of Anesthetists)成立。

175. 何人何时最早研究了枸橼酸钠抗凝的适宜浓度，使血液得以在体外保存？

1915 年，法国的科学家 Richard Lewisohn 研究了枸橼酸钠的毒性，并通过实验得出了枸橼酸钠抗凝的适宜浓度，使血液得以在体外保存。

176. 在多米尼加共和国,何人何时实施了首例脊麻?

普外科医生 Francisco Puello 在 1916 年实施了第一次脊麻。

177. 何人何时为护士出版了第一本北欧麻醉教科书?

1916 年,挪威人 Nils Backer Groendahl 为护士出版了第一本北欧麻醉教科书《外科患者的麻醉与护理》(*Anesthesia and Care of Surgical Patients*),在这本书中他强调了技能和知识的重要性。

178. 何人何时最早发明了乙醚加温挥发罐?

1916 年,Francis E. Shipway 发明了乙醚加温挥发罐。

179. 何人何时最早发现了三溴乙醇(阿弗丁)?

1917 年,Fritz Eicholtz 发现了三溴乙醇。

180. Amatsu 和 Kubota 何时发现了麻黄素的药理作用?

1917 年,南满医科大学的 Amatsu 和 Kubota 发现了麻黄素的拟肾上腺素样作用,遗憾的是其论文系日文发表,所以在欧美影响甚微。

181. 为什么称 Luis Hevia 为古巴麻醉专业创始人?

Luis Hevia 是古巴的一名全职麻醉医师,他于 1918 年引入氧化亚氮,1926 年引入乙烯,1934 年引入环丙烷。1938 年,在美国和加拿大麻醉医师协会联合举办的会议上,他被任命为麻醉研究学会和国际麻醉医师学院的名誉主席。1939 年,他描述了乙醚在热带地区的用途。

182. 何人何时最早证明乙烯有全身麻醉作用?

1918 年,Luchhardt 证明乙烯有全身麻醉作用。

183. 何时开始生产不锈钢的注射器针头?

皮下注射针头最初是用铸钢制成的,这种金属材料接触到水后易生锈。1918 年开始商业化生产不锈钢,从而从根本上解决了针头锈坏的问题。

184. 何人何时创建了国家麻醉研究学会？

　　1919 年末，Francis Hoeffer McMechan(1879—1939 年)创建了国家麻醉研究学会(the National Anesthesia Research Society)。学会的任务是促进麻醉学研究，并把研究与临床实践相联系。1900 年，Francis Hoeffer McMechan 进入辛辛那提大学医学院学习，1903 年毕业后在辛辛那提开始了全科医生的职业生涯，后来成为美国的全职麻醉医师。1911 年，严重的类风湿性关节炎阻止了他的医疗实践，于是转向麻醉组织的发展。1925 年 2 月 8 日，学会英文名更名为 International Anesthesia Research Society (IARS)。

185. 第一次世界大战结束后，出现了第一批推进儿科麻醉学发展的麻醉医师，有哪些？

　　Charles Robson(1884—1969 年)、Betty Lank(1904—2002 年)、Robert Smith(1913—2009 年)、M. Digby Leigh(1904—1975 年)、M. Kathleen Belton(1916—1980 年)、C. Ronald Stephen(1916—2006 年)、Philip Ayre(1902—1980 年)和 Gordon Jackson-Rees(1918—2001 年)，这些麻醉医师除了关注小儿麻醉外，还热爱教学，推动了儿科麻醉学的发展。

186. 何人何时获得了美国眼科协会的第一枚金牌？

　　1921 年，Carl Koller 获得了美国眼科协会的第一枚金牌。

187. 何人何时合成了第一个巴比妥类药物索尼芬？

　　1920 年，Redonnet 制造了第一种静脉注射巴比妥类药物索尼芬(Somnifen)。1921 年，法国麻醉师 Daniel Bardet 报道了首次临床静脉注射索尼芬[二乙基巴比妥酸(Veronal)和二烯丙基巴比妥酸(Dial)的混合物]进行麻醉诱导。然而，水中的低溶解度和长时间的催眠作用限制了该药的临床应用。

188. 何人何时最早应用气管内插管以管理气道？

　　1920 年，Magill 应用气管内插管进行吸入麻醉并管理气道。

189. 何时举办了加拿大麻醉医师协会第一届年会？

　　1921 年，加拿大麻醉医师协会第一届年会在安大略省尼亚加拉大瀑布市

(Niagara Falls，Ontario)召开，与俄亥俄州、肯塔基州和纽约的麻醉医师协会联合举办，大会发言包括了加拿大、美国和英国麻醉医师的报告。伦敦的 HEG Boyle 是会议的名誉主席，也是英国皇家医学会麻醉学分会的官方代表。

190. 何人何时以穿刺时黄韧带抵抗消失感判定为硬膜外腔穿刺成功的标志？

1921 年，西班牙军医 Fidel Pages 以穿刺时黄韧带抵抗消失感并无脑脊液流出来判定硬膜外腔穿刺成功的标志。他报道了他实施的 43 例胸腰段硬膜外麻醉，可惜发表在一本普通杂志上，并未引起业内的重视。

191. 何人何时利用听诊器的隔膜共振使声音加大？

1921 年，Bowles 利用听诊器的隔膜共振使声音加大。

192. 何人何时出版《局部麻醉学》一书？

1922 年，Gaston Labat 出版了《局部麻醉学》。

193. 《麻醉与镇痛》(*Anesthesia & Analgesia*)的历任主编是谁？

Francis McMechan 于 1922—1939 年任主编，Howard Dittrick 于 1940—1954 年任主编，Thomas Harry Seldon 于 1954—1976 年任主编，Nicholas Greene 于 1976—1990 年任主编，Ronald Miller 于 1991—2006 年任主编，Steven Shafer 从 2006 年至今任主编。

194. 国际麻醉研究学会的年会举办情况怎样？

1922 年，国际麻醉研究学会(International Anesthesia Research Society，IARS)在俄亥俄州哥伦布举行了第一届年会。自 1925 年成立以来，IARS 的一项主要活动就是年度大会。大多数会议在美国举行(传统上每五年在夏威夷举行一次)，其他地点包括波多黎各、巴哈马、加拿大和英国，但 1942—1945 年因第二次世界大战、1955 年因世界麻醉医师学会联合会(World Federation of Societies of Anaesthesiologists，WFSA)会议，未举办年会。IARS 年会与 ASA 年会不同，其定位为一个规模小得多(1 000 名参会者)的交互式国际论坛，讲者和参会者之间可以直接、方便地交流。

195.《麻醉与镇痛研究现状》(*Current Researches in Anesthesia and Analgesia*)
何时出版?

1922 年,Francis Hoeffer McMechan 创办、美国麻醉医师学会主编出版了《麻醉与镇痛研究现状》,1957 年改名为《麻醉与镇痛》(*Anesthesia and Anaigesia*),1979 年英文名更名为 *Anesthesia & Analgesia*。

196.《英国麻醉学杂志》是何时出版的?

1923 年,《英国麻醉学杂志》(*British Journal of anesthesia*)出版。

197. 何人何时在墨西哥最先实施骶管麻醉?

1923 年,Leopoldo Escobar 为一名坐骨神经痛患者在墨西哥实施了第一例骶管麻醉。

198. 何人何时最早设计了用于临床的碱石灰罐?

1923 年,艾奥瓦州的麻醉医师 Ralph Waters 设计了用于临床的碱石灰罐。

199. 第一本小儿麻醉的教科书《小儿麻醉学》何时出版?

1923 年,《小儿麻醉学》(*Anesthesia in Children*)在英国出版。

200. 何人何时最早将乙烯用于临床?

1923 年,芝加哥长老会医院(Presbyterian Hospital)引入乙烯作为乙醚和氯仿的第一种替代品,主要用于美国牙科和口腔颌面部手术的鼻腔给药。乙烯-氧气麻醉易燃易爆,但诱导迅速且更愉快,肌肉充分放松,术后呕吐最少。

201. 美国区域麻醉学会何时成立的?

1923 年,美国区域麻醉学会(the American Society of Regional Anesthesia)成立。

202.《麻醉的科学与艺术》(*the Science and Art of Anaesthesia*)何时出版?

1924 年,加拿大麻醉医师 William Webster(1865—1934 年)编写的《麻醉的科学与艺术》是一本全面的麻醉学教科书。William Webster 在 1905 年任曼尼托巴医学院的麻醉讲师。他发现安全的麻醉依赖于生理学和药理学的应用。

203. *the Action of Ephedrine*，*the Active Principle of the Chinese Drug*，*Ma Huang* 何时发表？

1924 年，陈克恢把关于麻黄素的实验结果写入论文 *the Action of Ephedrine*，*the Active Principle of the Chinese Drug*，*Ma Huang*，发表在美国的《药理学与实验治疗学》杂志上，当即便引起了医药界的注意。

204. 何人何时最早描述了腰麻用的 20～22 号短斜角针？

1924 年，新泽西州的 Georg Pitkin(1885—1943 年)最早描述了 20～22 号短斜角针。20 世纪 30 年代，汉堡外科医生 Helmut Schmidt(1895—1979)在德国进行推广，可降低硬膜穿刺后头痛的发生率。

205. 何人何时发表了论著《乙醚的吸收、分布和消除》？

1924 年，Howard Wilcox Haggard 发表了论著《乙醚的吸收、分布和消除》。

206. 国际麻醉研究学会何时成立的？

1925 年，国际麻醉研究学会(the International Anesthesia Research Society)成立。

207. 何时合成了地布卡因？

1925 年，地布卡因(dibucaine)被合成。

208. 何人何时最早把三溴乙醇用于临床？

1926 年，Otto Butzengeiger 把三溴乙醇用于临床。

209. 谁是"平衡麻醉"这一概念的创始人？

1926 年，John S. Lundy 等人提出"平衡麻醉"的概念，并将其逐渐发展为包括硫喷妥钠诱导、氧化亚氮提供遗忘、阿片类药物镇痛、箭毒提供肌肉松弛的麻醉方案。

210. 何人何时首先发现硬膜外腔的负压现象？

1926 年，Janaen 首先发现硬膜外腔的负压现象，并认为是由于穿刺时推开硬膜所产生的负压。

211. 何人何时最早发现了 MN 血型和 P 血型？

1927 年，Karl Landsieiner 发现了 MN 血型和 P 血型。

212. 何人何时最早开始应用循环紧闭式吸入麻醉装置？

1927 年，Ralph Waters 开始应用紧闭式吸入麻醉装置。

213. 为什么 Ralph Waters 教授被公认为是麻醉学教育的教父？

1927 年，美国麻醉科医师 Ralph Waters 全面推进麻醉学医教研发展，并建立和推行从三年到四年，包含临床和科研训练的住院医生培训制度，因此 Ralph Waters 教授被公认为麻醉学教育的教父，这种住院医师培训制度也被其他学科借鉴和采纳。

214. 何人何时首先发现环丙烷有麻醉作用？

1928 年，Lucas 和 Henderson 发现环丙烷有麻醉作用。

215. 何人何时首次合成丁卡因？

1928 年，Eisleb 合成了丁卡因。

216. Ivan W. Magill 和 Edgar S. Rowbotham 怎样改良了麻醉方法？

为了满足颌面外科手术的需要，Ivan W. Magill 和 Edgar S. Rowbotham 于 1928 年通过大口径气管导管实施了来回式吸入麻醉。

217. 何人何时建议使用带套囊的气管导管？

1928 年，美国的 Auther Guedel 和 Ralph M. Waters 建议使用带套囊的气管导管。这两位好友第一次在气管导管上加上了可充气的套囊，并在小狗身上做了实验。麻醉后的小狗被置入此种带套囊的导管后，在水下待了一个小时依旧存活，据报道这只小狗随后同 Waters 和他的家人一同生活了很久。很快，带套囊的导管正式进入临床使用并有效防止了机械通气中气体泄漏以及误吸的发生。

218. 麻醉旅行俱乐部是何时成立的?

20 世纪初,美国麻醉专业的发展对加拿大麻醉专业的发展有很大的推动作用,两国的麻醉医师定期开会,于 1929 年成立了麻醉旅行俱乐部(Anesthesia Travel Club),第一次会议的 14 名参会人员中有 4 名加拿大人,分别是 Easson Brown、Charles Robson、Harry Shields 和 John Blezard。

219. 何人何时最早介绍了脑电图?

1929 年,Johanners Ham Berger 最早介绍了脑电图。

220. 蒙特利尔麻醉医师协会何时成立?

1930 年,蒙特利尔麻醉医师协会(the Montreal Society of Anaesthetists)成立,其目的是为了促进讲法语和讲英语的蒙特利尔麻醉医师之间的交流。1943 年该协会转变为加拿大麻醉医师协会(the Canadian Anaesthetists' Society),1993 年又更名为 the Canadian Anesthesiologists' Society。

221. 谁被称为"血型之父"?

奥地利病理遗传学家 Karl Landsieiner(1868—1943 年)是 ABO 血型系统的发现者,因此被称为"血型之父",并于 1930 年 12 月 10 日获得第 30 届诺贝尔医学奖。

222. 何人何时使用环丙烷获得了满意麻醉效果?

1930 年,Ralph Waters(1883—1979 年)临床应用环丙烷获得了满意的临床效果。

223. 何人何时首先应用阿莫巴比妥作麻醉?

1930 年,LG Zerfas 描述了可溶戊醇钠[阿莫巴比妥(amobarbital)]的静脉注射使用。尽管 LG Zerfas 指出阿莫巴比妥对心脏和呼吸有显著的抑制作用,但在引入硫喷妥钠之前,它已成为北美最流行的静脉麻醉剂。

224. 何人何时设计出第一代用于肺隔离的气管导管?

1931 年,可充气套囊的发明者 Ralph Waters 医生首次将单肺通气运用于胸科手术。当时他同 Gale 医生一起设计了一种新型的气管导管插入单侧支气管,导管上的气囊可以密封住另一侧支气管,从而隔离掉该侧肺。其实该种导管的作用等同于日后的支气管封堵器,但隔离的侧肺中无法吸引分泌物,且导管很容易移位,此后医学家们一直对该种导管进行改良,却无法完全克服这种缺陷。

225. 美国麻醉护士协会何时成立?

1931 年,美国麻醉护士协会(American Association of Nurse Anesthetists)成立,总部位于美国伊利诺斯公园。

226.《麻醉护士》何时创刊?

1931 年,《麻醉护士》(*Nurse Anesthetists*)创刊。

227. 何人何时开始把悬滴法作为穿刺针进入硬膜外腔的指征?

1931 年,Achille Mario Dogliotti 用悬滴法以确定穿刺针进入硬膜外腔,他对注射液在硬膜外或椎旁间隙扩散的影响因素进行了大量研究,还观察了注射液注射到蛛网膜下腔后镇痛作用的持续时间。

228. 何人何时成立了大不列颠及爱尔兰麻醉师协会?

Magill 于 1932 年成立了大不列颠及爱尔兰麻醉师协会(the Association of Anaesthetists of Great Britain and Ireland)。

229. 丁卡因何时首次应用于临床?

1932 年,丁卡因首次应用于临床。

230. 何人何时最早合成硫喷妥钠?

1932 年,Ernest Henry Volwiler 最早合成硫喷妥钠。

231. 何人何时最早合成短效的巴比妥类药物己巴比妥?

Helmut Weese 和 W Scharpff 于 1932 年合成了第一种快速、短效巴比妥酸盐,即己巴比妥(hexobarbital)。尽管己巴比妥具有显著的兴奋性副作用,但在欧洲曾被广泛使用。

232. 何人何时建立了世界上第一个血库？

1933 年，Mayo Clinic 的麻醉科医师 John Lundy 建立世界第一个血库。

233. 苯二氮卓类药物的实验性研究于何时开始？

1933 年，地西泮、咪达唑仑、劳拉西泮等苯二氮卓类药物开始实验性研究。

234. 何人何时最早发现乙烯醚有麻醉作用？

1933 年，Gelfan 和 Bell 发现乙烯醚有麻醉作用。

235. 何人何时首次报道用硫喷妥钠行静脉麻醉？

1934 年，John S. Lundy 和 Ralph Tovell 报道了他们在 2 207 名患者中使用硫戊巴比妥的初步临床经验。2 年后，位于威斯康星州（Wisconsin）麦迪逊（Madison）的 Ralph Waters 研究小组公布了他们对硫戊巴比妥的研究结果，随后更名为硫喷妥钠。硫喷妥钠迅速取代其他巴比妥类药物用于静脉麻醉诱导，特别是在美洲。

236. 日本何时成立了第一个麻醉研究部门？

1934 年，日本牙科专科学院（the Nippon Dental Junior College）成立了牙科麻醉系，这是日本第一个专门研究麻醉的学术部门。

237. 何人何时创建了澳大利亚麻醉医师协会？

1934 年 1 月，Geoffrey Kaye 在 Hobart 召开会议，成立了澳大利亚麻醉医师协会（Australian Society of Anaesthetists），由 Gilbert Brown 担任主席，Geoffrey Kaye 担任秘书。

238. 墨西哥麻醉医师协会何时成立？

1934 年，在 Emilio Varela、Federico Vollbrenthausen、Juan Morquecho、Francisco Fierro 和 Benjamín Bandera 的领导下，墨西哥城华雷斯医院（Hospital Juarez）外科学会成立了墨西哥麻醉医师协会（the Society of Anesthetists of Mexico），这是拉丁美洲创建的第一个麻醉学会。1948 年，该协会英文名更名为 the Mexican Society of Anesthesiologists。

239. 何人何时最早从箭毒中分离出右旋筒箭毒碱？

1935 年，King 从箭毒中分离出右旋筒箭毒碱。

240. 英国皇家医学会麻醉部何时授予麻醉学位？

1935 年，英国皇家医学会麻醉部（the Anaesthetic Section of the Royal Society of Medicine）授予麻醉学位。

241. 何人何时首先试用三氯乙烯做麻醉药？

1935 年，Cecil Striker 试用三氯乙烯做麻醉药。

242. 为什么 Daisuke Nagae 对当时的日本医学几乎没有影响？

1936 年，日本陆军外科医生 Daisuke Nagae 到梅奥诊所进行医学实践。1938 年回国后，他发表了题为《梅奥诊所手术麻醉的发展趋势》(*Trends in Surgical Anesthesia at Mayo Clinic*)的报告。这篇出色的报告详细地描述了包括气管插管在内的全身麻醉的各个方面，但它却对日本医学几乎没有影响，因为它发表在《陆军医学杂志》(*Army Medical Journal*)上，这个军队期刊或多或少被保密。1939 年二战爆发，日美之间的敌对行动导致 Daisuke Nagae 不能正式报告美国医学的优越性。1957 年 Daisuke Nagae 去世，他对日本医学的贡献直到去世后才被 Matsuki 报道并为人所知。

243. Betty Lank 在小儿麻醉方面有哪些贡献？

Betty Lank(1904—2002 年)在波士顿儿童医院任主任麻醉护士期间(1936—1957 年)，是美国第一个给儿童使用环丙烷麻醉的人。她用面罩让小儿吸入环丙烷，并自己制作适合小儿使用的血压袖带、面罩和呼吸气囊。

244. 牛津大学第一个麻醉学教授是谁？

1937 年，Robert Macintosh 被牛津大学授予首个麻醉学教授职位。

245. 何人何时最早发表了乙醚麻醉临床征象的论文？

1937 年，Arthur Ernest Guedel 出版著作《吸入麻醉学》，把乙醚麻醉分为四期，后被临床广泛采用。

246. 美国麻醉学委员会何时成立?

1938 年,美国麻醉学委员会成立,Buchanan 任第一任主席。

247. 在墨西哥何人何时实施了首例腰段硬膜外麻醉?

1939 年,Rodolfo Rodriguez 在墨西哥蒙特雷(Monterey)实施了第一例腰段硬膜外麻醉。

248. 何人何时首先合成哌替啶?

1939 年,Schaumann 和 Eisleb 合成了哌替啶。

249.《麻醉学》杂志何时创刊?

1940 年,《麻醉学》(*Anesthesiology*)杂志创刊。

250. 何人何时最早主张分次给药行硬膜外麻醉?

1940 年,William T. Lemmon 主张分次给药行硬膜外麻醉。

251. 何人何时首次实施了连续硬膜外麻醉?

1940 年,Cleland 首先经硬膜外腔插入细导管行连续硬膜外麻醉。

252. 瑞典第一个麻醉医师是谁?

1940 年,Torsten Gordh(1907—2010 年)成为瑞典第一个麻醉医师,就职于斯德哥尔摩卡罗林斯卡大学医院(Karolinska University Hospital)。1938 年 Torsten Gordh 在威斯康星州大学(University of Wisconsin)与 Ralph Waters 一起学习。二战爆发后,Torsten Gordh 在美国接受了 2 年的训练,其间见到了 Virginia Apgar 和 Emery Rovenstine 等麻醉先驱,这些接触对北欧麻醉学的发展很有价值。在德国入侵丹麦和挪威之前,Gordh 带着 Foregger 麻醉机、喉镜、气管导管和两个钠石灰罐回到了瑞典。

253. 何人何时推广了控制呼吸技术?

1940 年,美国医生 Arthur Ernest Guedel 和英国医生 Michael Nosworthy 共同发明和推广了控制呼吸技术。

254. 何人何时在气管导管前端设置一开放的侧孔？

1941 年，美国麻醉医师 Frank J. Murphy 对当时的 Magill 导管做了改进，其中最大的改动是在导管的侧面增加了 1～2 个被称为"eye"的侧孔，并描述其目的为"如果气管导管末端的孔被堵住，至少还有其他孔可以帮助患者通气"，这一创新点被称为"墨菲眼"，并发表在当年的《麻醉与镇痛》杂志上。

255. 何时美国麻醉医师协会把患者健康状况进行分级？

1941 年，美国麻醉医师协会把患者健康状况进行分级，作为麻醉时患者安危的参考。

256. 何人何时最早把三氯乙烯用于临床？

1941 年，Langton Hewer 和 Charles Frederic Hadfield 把三氯乙烯用于临床。

257. 何人何时最早把箭毒用于临床？

1942 年，Harold Randall Griffith 和 G. Enid Johnson 把箭毒用于临床。

258. 何人何时实施了首例小儿全身麻醉？

1942 年，Crawford Long(1815—1878 年)实施了第一例小儿全身麻醉，在乙醚麻醉下给 1 名 8 岁的儿童行脚趾截肢术。

259. 何时首次实施了连续骶管麻醉？

1942 年，首次实施了连续骶管麻醉。

260. 何人何时首次合成利多卡因？

1943 年，化学家 Nils Löfgren(1913—1967 年)和 Bengt Lundqvist 首次合成利多卡因。

261. 哪家制药公司何时获得了利多卡因的生产专利？

1943 年，阿斯特拉(Astra)制药公司获得了利多卡因的使用权。Torsten Gordh Sr. (1907—2010 年)评论道："在利多卡因之前，阿斯特拉是一个小制药公司。利多卡因是阿斯特拉成为一个世界大公司的开端。"

262. 何人何时最早研制出枸橼酸葡萄糖血液抗凝保存液?

1943 年,Loutit 和 Mollison 两位科学家研究的枸橼酸葡萄糖血液抗凝保存液
(ACD)获得成功,不但彻底解决了血液凝固问题,还能营养红细胞。

263. 何人何时最早发明了用 4%聚乙烯吡咯烷酮(polyvinyl pyrrolidone)来控制血流动力学?

1943 年,Weese 发明了用 4%聚乙烯吡咯烷酮来控制血流动力学的不稳定性。

264. 何人何时首先合成了甲氧基氟烷?

1944 年,Miller 合成了甲氧基氟烷。

265. 何人何时首次通过一导管实施了连续蛛网膜下腔麻醉?

1944 年,Tuochy 首次通过一导管实施了连续蛛网膜下腔麻醉。

266. 加拿大的第一个大学麻醉系何时成立?

1945 年,麦吉尔大学(McGill University)成立了加拿大的第一个麻醉系,在接
下来的 25 年里,加拿大有 16 所大学都设立了麻醉系。

267. Eric Nilsson 对重症监护有何贡献?

1945 年,Eric Nilsson 与 Carl Clemmen 主任在哥本哈根比斯贝格斯医院一起
采用基本的麻醉学原则(开放和清理气道、物理治疗、改变体位,必要时行人工通气
和循环支持)治疗巴比妥类药物中毒的患者,把死亡率从 20%降至 1%。这种“斯
堪的纳维亚方法”是治疗巴比妥类药物中毒和重症患者的基石。Eric Nilsson 因其
对重症监护的贡献而被人们铭记。

268. 何人何时最早报道了 Mendelson 综合征?

1945 年,纽约产科医生 Curtis L. Mendelson 报道了 66 例镇痛分娩期间胃内
容物误吸的病例。

269. 美国麻醉护士学会何时制订并实施了认证计划?

1945 年,美国麻醉护士学会制订并实施了认证计划,并于 1978 年制定了再认
证计划。目前全美有超过 52 000 名认证注册麻醉护士和实习注册麻醉护士,全美

90％以上的麻醉护士都是美国麻醉护士学会的成员，认证注册麻醉护士的证书被公认为质量和能力的一个指标。

270. 联合国麻醉药品司何时成立？

1946 年 2 月 16 日，联合国麻醉药品司在日内瓦成立。

271.《麻醉》杂志是何时创刊的？

1946 年，《麻醉》(Anesthesia)杂志创刊。

272.《麻醉方法》是什么时候出版的？

1946 年，澳大利亚第二本麻醉学教材《麻醉方法》(Anesthetic Methods)出版。这本书是由阿尔弗雷德(Alfred)医院的 Geoffrey Kaye、Orton 和 Douglas Renton 为专业和非专业麻醉医师编写的。

273. 布里斯托大学麻醉系是什么时候成立的？

1946 年，布里斯托大学(Universities at Bristol)麻醉系成立。

274. 何时最早发现氙气具有麻醉作用？

1946 年，通过小鼠实验发现氙气具有麻醉效应。

275. 何人何时首先合成了加拉明？

1947 年，瑞士化学家 Daniel Bovet(1907—1992 年)和他的团队合成了加拉明(gallamine)。

276. 何人何时通过 18 号 Tuochy 针置入导管行连续硬膜外麻醉？

1947 年，Manuel Martinez Cordello 等推广应用 18 号硬膜外穿刺针(Tuochy 针)置入导管行连续硬膜外麻醉。

277. 谁是瑞典马尔默市的第一位麻醉医师？

1947 年，Olle Lundskog 成为瑞典马尔默市(Malmö)的第一位麻醉医师。马尔默市是瑞典的第三大城市。

278. 何人何时实施了第一例电除颤？

1947 年，Claude Beck 成功实施了第一例电除颤。

279. 何人何时首次发现并分离了钠钾 ATP 酶？

1947 年，丹麦的麻醉医师 Jens Christian Skou 开展生理学研究，随后在麻醉药脂溶性的研究中，首次发现并分离了钠钾 ATP 酶（钠"泵"），并于 1997 年获得诺贝尔生物学和医学奖。

280. 何人何时首先合成了十羟季胺？

1948 年，Barlow 和 Ing 合成了十羟季胺，有类箭毒作用。

281. 利多卡因何时首次应用于临床？

1948 年，Torsten Gordh 首次将利多卡因应用于临床。

282. 墨西哥首个疼痛治疗中心何时成立？

1948 年，Vicente García Olivera 在墨西哥创建了第一个疼痛治疗中心。

283. 英国皇家外科学院何时成立了麻醉系？

1948 年，英国皇家外科学院（the Royal College of Surgeons）成立了麻醉系，标志着麻醉学成为官方正式认可的医学专业。

284. 何人何时实施了首例术中控制性降压？

1948 年，H. W. C. Griffiths 和 John Gillies 采用高位脊麻的方法实施了首例术中控制性降压。

285. M Digby Leigh 在小儿麻醉方面有哪些贡献？

M Digby Leigh（1904—1975 年）发明了一种单向阀，可以减少小儿麻醉期间二氧化碳的重复吸入。1948 年，M Digby Leigh 和 Belton 合著了《小儿麻醉学》（*Pediatric Anesthesiology*）。

286. 纽卡斯大学麻醉系是什么时候成立的？

1949 年，纽卡斯大学（Newcastle University）成立麻醉系。

287. 何人何时出版了丹麦第一本麻醉教科书？

1949 年，Ernst Trier Mørch 出版了丹麦的第一本麻醉教科书。

288. 谁是瑞典哥德堡市(Gothenburg)的第一位麻醉医师？

1949 年，Karl-Gustav Dhuner 成为哥德堡市的第一位麻醉医师。哥德堡市是瑞典的第二大城市。

289.《北欧麻醉杂志》是何时创刊的？

1949 年，《北欧麻醉杂志》(*Nordic Anaesthesia Journal*)创刊。

290. 北欧麻醉协会是何时成立的？

1949 年，Gordh、Mollestad、Turpeinen 和 Henning-Poulsen 在赫尔辛基会面，成立了北欧麻醉协会(Nordisk Anaesthesiologisk Forening)，并创办了一本《北欧麻醉杂志》。

291. 丹麦麻醉医师协会是何时成立的？

1949 年，Poulsen 创立了丹麦麻醉医师协会（Danish Society for Anaesthesiologists）。

292. Eric Carlens 何时发表了他本人发明的双腔支气管导管的使用经验？

1949 年，瑞典耳鼻喉科医生 Eric Carlens 在 *Thorac surg* 上发表了他本人发明的双腔支气管导管的使用经验。

293. 1949 年，世界卫生组织在哪开设了为期一年的麻醉课程？

1949 年，世界卫生组织在哥本哈根为欧洲和第三世界国家的医生开设了为期一年的麻醉课程。

294. 伍德麻醉学图书馆是何时成立的？

1949 年，Paul Wood 用搜集的麻醉相关历史资料成立了伍德麻醉学图书馆(Wood Library-Museum)。

295. 何人何时最早发现琥珀胆碱的肌肉松弛作用？

1949 年，Daniel Bovet 发现了琥珀胆碱的肌肉松弛作用，并在 1957 年获得诺贝尔医学奖。

296. 何人何时开发了第一个心肺复苏模拟人？

1950 年，挪威斯塔万格(Stavanger)医院的麻醉科医生 Bjorn Lind 和玩具制造商 Laerdal 开发了世界上第一个心肺复苏模拟人——Resusci Anne。

297. 古巴麻醉学会什么时候成立？

1950 年，古巴麻醉学会成立(the Cuban Society of Anesthesiology)。

298.《墨西哥麻醉学评论》是何时创办的？

1951 年 7 月，第一期《墨西哥麻醉学评论》(*Revista Mexicana de Anestesiologia*)出版，Benjamin Bandera 担任主任，Vicente Garcia Olivera 担任编辑。这是继阿根廷之后在拉丁美洲出版的第二本麻醉杂志。自第一次出版以来，这本杂志每三个月出版一次。它是墨西哥出版的主要麻醉杂志，也是墨西哥麻醉学院的官方出版物。该杂志促进了麻醉和围术期医学、重症监护和疼痛方面的临床和基础研究。

299. C Ronald Stephen 在小儿麻醉方面有哪些贡献？

C Ronald Stephen（1916—2006 年）于 1954 年出版了《小儿麻醉要点》(*Essentials of Pediatric Anesthesia*)，他是"手术室温度会影响患者健康"这一问题的提出人之一，他还发明了一种防止二氧化碳再次吸入的单向阀门。

300. 香港麻醉医师学会是何时成立的？

1954 年，Zoltan Lett 和 Horatio Percy Loui Ozorio 创建了香港麻醉医师学会(Society of Anaesthetists of Hong Kong)，提供专业的麻醉培训，与世界各地的专业合作伙伴建立密切的联系，并使麻醉学成为医学公认的专业。Zoltan Lett 是一名政府医疗服务官员，是捷克裔的英国公民；Horatio Percy Loui Ozorio（1915—1973 年）出生于香港，有着葡萄牙人血统，曾是一名产科医生，在学院教授麻醉学。

301. 世界麻醉医师学会联合会何时举办了第一届年会？

1955 年，世界麻醉医师学会联合会（World Federation of Societies of Anaesthesiologists，WFSA）在荷兰 Scheveningen（舍维宁根）召开了第一届年会，Harold Griffith 任大会主席。

302. 合成利多卡因的化学家最后结局如何？

Nils Löfgren 是一位专注的研究者、杰出的讲师和天才的音乐家，他因发现利多卡因而变得富有，但对学术官僚主义却越来越失望。1967 年，在一次抑郁症发作期间，他选择了自杀。Bengt Lundqvist 是一名击剑冠军，也是一名热心的水手，30 岁时他因头部受伤而死亡。他的家人利用他的发现所带来的报酬建立了一个基金，用于支付许多年轻有前途的化学专业学生的学习费用。

303. 伦迪蝴蝶是什么？

John S. Lundy 和 Ralph Tovell 观察到快速注射硫戊巴比妥会导致呼吸抑制，便将一块蓬松的棉花黏在患者的上唇，利用棉花的运动来监测呼吸频率，这种监测技术后来被称为"伦迪蝴蝶"（Lundy's butterfly）。

304. 谁被称为"麻醉之母"？

Alice Magaw（1860—1928 年）是著名的麻醉护理先驱，她用乙醚和氯仿对患者实施开放式吸入麻醉并出版了著作，同时推动了个性化麻醉护理计划的发展，被称为"麻醉之母"。

305. 第一位官方注册的麻醉护士是谁？

Mary Bernard Sheridan（1860—1924 年）是第一位官方注册的麻醉护士，她是一位天主教修女。

306. 谁被称为"临床局部麻醉的发现者"？

Carl Koller 被称为"临床局部麻醉的发现者"（discoverer of clinical local anesthesia），因为 Carl Koller 把局部麻醉药可卡因引入了临床实践。

307. 眼科医生 Henry Noyes 如何评价可卡因在眼科手术的价值?

关于可卡因麻醉眼科手术的应用,美国著名眼科医生 Henry Noyes(1832—1900 年)在 New York Medical Record 发表了如下评论:"这一发现在眼科手术和药物治疗中开辟的前景是显而易见的。这一发现的重大价值似乎在眼科手术实践中比普通外科和医学中发现氯仿或乙醚更有意义。"

308. 何人实施了英国首例脊麻?

伦敦大学医学院外科学教授 Arthur Barker(1850—1916 年)在英国首次实施了脊麻,并通过使用葡萄糖改变比重来控制阻滞水平。

309. 何人何时最早研制出麻醉药挥发器?

19 世纪 40 年代末,Snow 研制出一种麻醉药挥发器,并与麻醉剂剂量和效果相关。

310. 何人设计出紧闭式麻醉吸入系统?

Authur Guedel 和 Ralph Waters。

311. 何人把脑电图首次用于麻醉实践?

Falkner 把脑电图首次用于麻醉实践。

312. 谁被称为"小儿麻醉之父"?

Charles Robson(1884—1969 年)被称为"小儿麻醉之父"。Charles Robson 从一战归来后,成为多伦多儿童医院的主任麻醉医师。他对儿科麻醉的发展有突出的贡献:他指出小儿在生理学和对药物的反应方面与成人不同,小儿麻醉需要专门的麻醉设备;小儿术前禁食水会导致酸中毒,他建议提前 4 小时给孩子们喂"粗粥",之后停止进食,以尽量减少呕吐、误吸;他建议给幽门狭窄的患儿插入胃管,以缓解患儿的胃胀。

313. 谁首先指出喉部表面麻醉的重要性?

德国外科医生 Franz Kuhn 是第一个意识到外科刺激容易造成喉部痉挛的医生,因此他认为在喉部采用可卡因麻醉对于插管来说十分必要。这也是表面麻醉清醒插管的雏形,这一技术现如今已被广泛应用于困难气道患者的处理中。

314. Philip Ayre 在小儿麻醉方面有哪些贡献？

Philip Ayre(1902—1980 年)，发明了一种简单的麻醉系统，用于小儿颌面手术的麻醉，设计的"T"形装置避免了增加呼吸阻力，这对唇腭裂手术的婴儿尤为重要。

315. 谁被称为"局部浸润麻醉之父"？

Carl Ludwig Schleich 被称为"局部浸润麻醉之父"，他认为局部麻醉可以减少或消除全身麻醉的需要，但需要进行培训。

316. 丹麦的第一位麻醉医师是谁？

Ernst Trier Mørch 是丹麦第一位麻醉师，他在伦敦和牛津学习了两年麻醉学。回到丹麦后他教授麻醉学，并在那里建立了麻醉学专业。

317. 挪威的第一位麻醉医师是谁？

Otto Mollestad 是挪威第一位麻醉医师。

318. 瑞典第一位儿科麻醉医师，儿科重症监护的先驱是谁？

Göran Haglund 是瑞典第一位儿科麻醉医师，也是儿科重症监护的先驱。

319. 谁被称为"美国药理学之父"？

Abel Jaon Jacob(1857—1938 年)被称为"美国药理学之父"。Abel Jaon Jacob 是约翰霍普金斯大学医学院药理系的第一任主任，他做了大量的药理学研究，在激素的研究方面最有成就，尤以肾上腺素和胰岛素的提纯和药理研究最为著称。

320. 什么时候开始临床医生在乙醚麻醉前注射东莨菪碱或阿托品以减少分泌物？

19 世纪后半叶。

321. 19 世纪 70 年代，谁是挪威治疗麻醉相关并发症的专家？

19 世纪 70 年代，挪威外科医生 Jacob Heiberg(1843—1888 年)是治疗麻醉相关并发症的专家。当呼吸系统和循环系统恶化时，他曾说："扔掉你的手术器械，停止手术，打开所有的窗户，用大量的冷水给患者洗澡。"Jacob Heiberg 意识到气道阻塞是导致吸入麻醉并发症的主要原因。

322. 为什么把 6 月 14 日定为世界献血者日？

为了鼓励更多的人无偿献血，宣传和促进全球血液安全规划的实施，世界卫生组织、红十字会与红新月会国际联合会、国际献血组织联合会、国际输血协会把 2004 年 6 月 14 日定为第一个世界献血者日。之所以选中这一天，是因为 6 月 14 日是发现 ABO 血型系统的诺贝尔奖获得者 Karl Landsiener 的生日。

323. 20 世纪初，墨西哥常用的麻醉方法有哪些？

1980 年，Bandera 发表在 *Rev Mex Anest* 的文章指出，墨西哥在 20 世纪初外科医生常用的麻醉方法是：眼科手术用可卡因行局部麻醉，浅表脓肿切开和引流用氯乙烷麻醉，普外科手术用氯仿或脊麻。乙醚只用于病情严重的患者。外科医生公认氯仿是一种强效的"有毒"麻醉药，可导致患者昏迷、无尿甚至死亡；而乙醚是一种"更安全"的麻醉药，患者对乙醚的耐受性优于氯仿。

324. 何人何时最早开始用东莨菪碱＋吗啡行分娩镇痛？

在 20 世纪初，Gauss 建议使用东莨菪碱＋吗啡来实施无痛分娩，但由于其有危险性所以几年后就被放弃了。

325. 《呼吸氧化亚氮》(*On Breathing the Nitrous Oxide*)的作者是谁？

作者是 Humphrey Davy，诗句狂热地表达了吸入笑气所提升的体验和知觉。因为在科学上的伟大成就，Humphrey Davy 的地位高至英国皇家学会会长，但人们只知道他是名化学家，没有注意到他还是位诗人。他 16 岁就开始写诗，直到 1829 年在日内瓦去世，从未中断过诗歌创作。他特别喜欢选在圆月的夜晚，带一个充满笑气的绿色丝袋和一本笔记簿，漫游在克里夫顿峡谷，在星空下呼吸笑气，来捕捉诗的情绪和哲学视野。

326. 何人何时最早描述了环甲膜切开术？

1921 年，费城杰弗逊医学院的一名喉科医生 Chevalier Jackson 首先报道了这一手术。

327. 谁建立了世界上第一个外科监护病房?

1926 年,美国医生 Dandy 在波士顿建立了世界上首个外科监护病房,当时只有 3 个床位。

(杨建军　余　海　杨丽华　李会娟)

第二节　中国近代麻醉史

328. 上海仁济医院是何时建立的?

1844 年 2 月初(清道光二十四年),上海开埠的同时,英国传教士 William Lockhart 正式创建了上海第一家西医医院——仁济医院。

329. 何人何时在中国实施了首例乙醚麻醉?

1847 年,Peter Parker 在中国首次引入乙醚全身麻醉,为一位 35 岁的患者切除了右臂上的脂肪瘤,这是中国近代实施全身麻醉技术的最早记载。Peter Parker 在中国使用乙醚全身麻醉时离 William Morton 在美国首次乙醚麻醉下行牙科手术(1846 年)仅一年多时间。考查其原因,是因为 Peter Parker 在美国的医生朋友很快将乙醚送给他的缘故。

330. 何人何时在中国实施了首例氯仿麻醉?

1848 年,美国传教医生 Peter Parker 引入氯仿麻醉以配合外科手术。

331. 广州博济医学堂何时建立?

1866 年,广州博济医学堂建立。

332. 北京协和医院何时建立?

1921 年,北京协和医院建立。

333. 济南医药学院何时建立?

1917 年,济南医药学院建立。

334. 何人何时首先发现了麻黄碱的药理作用？

陈克恢，中国药理学家，现代中药药理研究的创始人。1898 年 2 月 26 日生于上海，1988 年 12 月 12 日卒于美国旧金山。1918 年清华学堂毕业，之后曾到美国威斯康星大学、约翰斯·霍普金斯大学学习。1923—1925 年任北京协和医学院药理系助教。他首先发现了麻黄碱的药理作用，为推动交感胺类化合物的化学合成奠定了基础，并为从天然产物中寻找开发新药起了模范作用。他还发现了解救急性氰化合物中毒的方法，并被一直沿用。

335. 陈克恢是怎样发现了麻黄碱的药理作用？

陈克恢用蒸馏法把麻黄提炼成液体，注射到动物体内，发现给麻醉了的狗或毁坏了脑脊髓的猫静脉注射麻黄碱 1～5 mg 可使颈动脉压长时间升高，心肌收缩力增强，血管收缩，支气管舒张，离体子宫很快收缩，并对中枢神经有兴奋作用，这些作用都和肾上腺素相同，所不同的是口服有效，且作用时间长，毒性较低。

336. 北京协和医院建院初期聘用的外籍麻醉医师是谁？

北京协和医院建院之初没有麻醉科，在 1922—1936 年，医院才聘用外籍人士 Holland 从事麻醉工作。

337. 北京协和医院最早的专职麻醉医师是谁？

协和毕业生马月青，1938—1942 年专职从事麻醉工作。

338. 何人何时最早发现了麻黄素对鼻黏膜的作用？

1927 年 8 月，北京协和医学院耳鼻喉系朴柱秉（朝鲜）研究了麻黄素对鼻黏膜的作用，得出结论：麻黄素静脉注射对鼻黏膜产生强而持久的血管收缩作用，功效比肾上腺素持久；局部应用于鼻黏膜，使血管收缩 1 小时，功效比可卡因强且持久。

339. 何人何时出版了《麻黄碱及其相关化合物》？

1930 年，陈克恢和 C. F. Schmidt 在美国出版专著《麻黄素及其相关化合物》，成为麻黄素研究的权威著作。

340. 中国最早出版的麻醉学专著是什么？

1931 年，亨利、孟合理摘译的《局部麻醉法入门》。

341. 陶马利的《全身麻醉》何时出版？

1942 年，《全身麻醉》出版。

342. 中国何时建立了第一个血库？

1944 年，我国在昆明建立了第一个血库以满足抗日战争时期对输血的需求，1947 年在南京原中央医院建立了真正意义的血库。

343. 什么事件标志着新中国输血事业的开端？

1948 年，华东地区医院血库的建立标志着新中国输血事业的开端。

344. "香港麻醉之父"是谁？

香港第一位专职麻醉医师是 Zoltan Lett，生于 1918 年，1939 年在捷克斯洛伐克读医学五年级。第二次世界大战期间他前往英国，在伦敦大学医院完成了培训，通过了资格考试，并加入了皇家陆军医疗队。他被分配到缅甸野战救护队，担任妇产科医生的麻醉医师，同时还负责伤员的医疗和外科护理。Zoltan Lett 提出了香港麻醉的最低标准，并致力于将麻醉从殖民地医疗服务提升为专业医疗专业。他对专业的献身精神赢得了同行的钦佩，被尊为"香港麻醉之父"。

（杨建军　余　海　杨丽华　李会娟）

参考文献

[1] Dundee JW, Mckkroy PD. The history of barbiturates. Anaesthesia[J]. 1982 Jul；37 (7)：726 - 734.

[2] Ball C. The early development of intravenous apparatus. Anaesth Intensive Care[J]. 2006 Jun；34 Suppl 1：22 - 26.

[3] Bacon DR. Wood Library-Museum Laureate of the History of Anesthesiology announcement[J]. Reg Anesth Pain Med. 2000 Nov - Dec；25(6)：654 - 655.

[4] 邓小明,姚尚龙,于布为,等. 现代麻醉学[M]. 4 版. 北京：人民卫生出版社,2015：6 - 10.

[5] Haridas RP. Origin of the word 'anesthesiology'：Mathias J. Seifert, MD[J]. Anaesth Intensive Care. 2018 Mar；46(7)：14 - 17.

第三章

现 代 麻 醉 史

第一节　外国现代麻醉史

1. 何人何时最早提出最低肺泡有效浓度(MAC)？

早在 1847 年，Snow 等便进行尝试，主要靠观察临床体征。直到 1965 年由 Edmond I. Eger II 提出 MAC 的定义，是指吸入麻醉药在一个大气压下与纯氧同时吸入能使 50％的患者在切皮时不发生摇头、四肢运动等反应的最低肺泡浓度。每种吸入麻醉药的 MAC 均为一个恒定值，能够反映麻醉药的效能，MAC 越小麻醉效能越强。

2. 气管导管在 20 世纪 60 年代的主要进展有哪些？

气管导管第一次被明确记录用于临床治疗是在 1885 年由美国儿科医师 Joseph O'Dwyer 完成，当时采用盲插技术置入金属导管拯救了一例白喉患者。1900 年，德国外科医师 Franz Kuhn 利用新型材料制作了可弯曲气管导管。1928 年，美国 Guedel 和 Waters 第一次在气管导管上加上了可充气的套囊；1931 年，Gale 和 Waters 设计了第一代用于肺隔离的气管导管；1950 年，Carlens 设计了真正意义上带隆突钩并有双套囊的双腔支气管导管；1962 年，Robertshaw 设计了目前仍应用在临床上的左侧和右侧双腔支气管导管。

3. 现代麻醉机的发展历程？

麻醉机已成为麻醉医师实行麻醉的必备工具。自 1901 年，德国人 Johnann-Heinrichger 等制成世界第一台简单麻醉机后，麻醉机功能不断完善。1911 年出现了世界上第一台具有机械通气功能的麻醉机。在 1946 年研发出来了"Model D"麻醉机,麻醉药物挥发罐随之问世。1952 年,出现第一台自动通气、容量控制的呼吸机。之后,20 世纪 50 年代后期,Penlon 和 Draeger 系列麻醉机出现,成为临床麻醉工作中主要的麻醉机,直至当今,仍是呼吸模式与监测模块齐全的麻醉工作站。

4. 何人何时最早开始推广应用连续硬膜外阻滞?

硬膜外阻滞技术的历史要追溯到 20 世纪初,1901 年法国病理科医师 Jean Sicard 和外科医师 Ferrand Cathelin 发明了单次骶管注射用于神经科检查和泌尿生殖系统手术。但由于种种原因,该技术未得到广泛传播。直到 1947 年,古巴麻醉医师 Manuel Martinez Curbelo 等推广应用 18 号 Tuohy 针,将输尿管导管用于连续硬膜外阻滞。自此,得益于硬膜外导管的不断改良,连续硬膜外阻滞技术被广泛地应用于各类手术和镇痛。

5. 世界上第一个外科 ICU 何时成立的?

1926 年,Dandy 医师在波士顿建立了世界首个外科监护病房。1947 年,美国宾州成立麻醉学术小组,并发现有效监测与管控可使死亡率下降 50%。重症医学真正的突破性进展是在 20 世纪 50 年代,当时丹麦哥本哈根发生脊髓灰质炎大流行。1953 年,丹麦 Ibsen 医生施行气管内插管和正压呼吸技术治疗呼吸衰竭患者,在哥本哈根市立医院建立了第一个内/外科 ICU 病房,并首次对痉挛患者使用肌肉松弛剂,挽救了很多患者的性命。

6. 何人何时最早发明了较为准确的氧饱和度?

1931 年,Ludwig Nicolai 对透过人体皮肤的光进行定量分光光度法研究,以了解组织耗氧量的动态。通过阻断循环,他测量了氧合血红蛋白的衰减率和还原血红蛋白的增加。1934 年,K Kramer 报告了第一次精确测量血液流过比色皿中的氧饱和度,并证实 Lambert-Beer 定律在血红蛋白溶液及比色皿全血的应用。1935 年,Karl Matthes 和 Franz Gross 构建了第一个通过耳或其他组织的透照连续测量体内血氧饱和度的设备。1940 年,J Squire 首次提出由血液回流引起的光传输变化需绝对校准,并制造出手血管网的氧饱和度计。1941 年,Glen Millikan 开发了一种轻型耳氧计,命名为血氧计,最早应用于麻醉研究的血氧计正是 Millikan 血氧计。

7. 美国麻醉护士学会于何时举行了第一次独立于美国医院协会之外的年会？

1931 年，阿加霍金斯同 47 名麻醉护士共同成立了全国麻醉护士协会（National Association of Nurse Anesthetists，NANA），NANA 于 1939 年更名为美国麻醉护士学会（American Association of Nurse Anesthetists，AANA），并在 1976 年举行了第一次独立于美国医院协会之外的年会。如今，AANA 是一个代表着超过 52 000 名麻醉护士和学生注册麻醉护士的专业协会。AANA 颁布教育、时间标准和指南，并向私人和政府机构提供有关麻醉护士实践方面的咨询，美国 90％以上的麻醉护士都是 AANA 成员。

8. 何人何时发明了氟乙烯烷（fluroxene）？

1932 年，Harold Booth 和 E. May Bixby 进行了氟化物麻醉的首次尝试，并由此观察到卤族氟代物燃点更低、稳定性好，且毒性更低。随后的 20 多年里，欧洲的实验室反复进行了研究与试验。其中，氟乙烯烷（三氟乙基乙烯烷）是第一个挥发性氟代麻醉药，由 Julius Shukys 在 20 世纪 40 年代后期合成，并在 1954—1974 年进入市场，但因在动物实验中发现毒性代谢产物，后续被召回。之后，随着氟烷的合成及全球推广，氟乙烯烷逐渐退出临床使用。

9. PEEP 的临床应用时间及概况？

PEEP 为一种通过呼吸机递送一定容积或流量气体进入肺部，吸气相呼吸道和肺泡内处于正压，在呼气直至呼气末气道开放时，肺泡内压力均高于大气压的机械通气类型。PEEP 的应用可以使萎陷的肺泡扩张，促进肺间质和肺泡水肿消退，提高肺顺应性，提高动脉血氧分压。最早关于 PEEP 的文献于 1938 年由 Barach 报道，1976 年 David G. Ashbauhg 等在《柳叶刀》杂志首次提出 PEEP 可改善 ARDS 患者氧合情况。经过一系列后续临床研究证实，全身麻醉期间保护性肺通气策略可常规应用 PEEP。

10. 何人何时最早发明了"人工冬眠"技术？

"人工冬眠"技术是以药物和物理降温相结合的一种降温方法。人工冬眠具有强有力的中枢神经保护性抑制作用，能使机体沉睡、降温、代谢率降低、耗氧量减少。美国麻醉科医师 Laborut 及 Huguenard 于 20 世纪 40 年代末使用吩噻嗪类等合剂配合物理降温，以降低机体代谢及应激性，称为"人工冬眠"及强化麻醉。"人工冬眠"技术能够减轻细胞耗氧、改善微循环、免于细胞遭受严重损害，为其原发病的治疗争取了时间,成功救治了大量重症患者。

11. 何人何时首次将筒箭毒碱作为肌肉松弛剂应用于临床的?

1942 年,Griffth 和 Johnson 描述了筒箭毒碱是一种安全并可为外科手术提供骨骼肌松弛条件的药物。1943 年,Gullen 描述了 131 例外科手术患者实施全身麻醉时应用筒箭毒碱的情况。1954 年,Beecher 和 Todd 报道了与没有使用肌肉松弛药的患者相比,使用过筒箭毒碱的患者死亡率要高 6 倍。死亡率升高的主要原因是,人们对神经肌肉阻滞剂的临床药理学及其作用缺乏全面了解,对术后残余肌肉松弛效应的认识不足。

12. 局部麻醉药的发展进程?

局部麻醉在 20 世纪得到了广泛应用与发展。1943 年,Lofgren 和 Lundguist 合成利多卡因,1948 年将其用于临床,因其过敏反应发生率低,作用时间更长,在临床麻醉中具有重要临床意义。后续相继出现了甲哌卡因(1956 年)、美比卡因和布比卡因(1959 年,Boaf Ekenstam 合成)。虽然长效布比卡因引入市场很受欢迎,后来因其心脏毒性,临床使用才有所限制。后续新的局部麻醉药不断涌现,麻醉方法发展迅速,解决了无数短小手术患者的麻醉需求。

13. 硬膜外阻滞的发展历程?

1947 年 1 月,Pio Manuel Malia Martinez Curbelo 实施首例腰椎硬膜外导管置入术。到 20 世纪 60 年代,腰段硬膜外镇痛因其操作容易实施,患者体验舒适,而取代了尾椎镇痛,成为硬膜外镇痛的首选。同时由于硬膜外镇痛对局部麻醉药需求少,还可维持下肢运动功能,在 1981 年到 2001 年期间,美国的硬膜外镇痛增加了 2 倍多。随着新的局部麻醉药不断出现,连续硬膜外麻醉在临床麻醉中发挥着越来越重要的作用,也为外科手术的开展提供了更多的可能与保障。

14. 何人何时将箭毒样生物碱应用于临床?

1948 年,Barlow 和 Ing 合成的十羟季胺具有类箭毒作用。1949 年,Daniel Bovet 证明琥珀酰胆碱为短效肌肉松弛药,1951 年瑞典医师 von Dardel 和奥地利医师 Otto Mayerhofer 将其应用于临床并获得了良好效果。之后陆续有泮库溴铵、维库溴铵、阿曲库铵等肌肉松弛药的出现,在增强全身麻醉的肌肉松弛作用和安全性以及呼吸管理中发挥了重要作用。

15. 20 世纪 60 年代全球肌肉松弛药的研发情况是什么?

1948 年,琥珀胆碱首次被合成,1952 年 Foldes FF 将其用于临床麻醉。1967 年 Baird WLM 和 Reid AM 首次将泮库溴铵用于临床,很快替代前者成为临床麻醉中主要使用的肌肉松弛药。

16. 吸入麻醉药甲氧氟烷是如何被发明的?

在众多吸入麻醉剂的发明中,甲氧氟烷是值得一提的。它是制造原子弹的"曼哈顿计划"的一部分内容,于 1948 年由美国康涅尔大学合成。在 20 世纪 60 年代,它被发现具有很好的麻醉作用和镇痛作用。此后,人们将它发展成为临床应用的一种吸入性麻醉剂。它是一种强效吸入麻醉药,MAC 为 0.16%,镇痛作用亦强,但其血气分配系数大,诱导及苏醒均慢。

17. 何人何时发明了氯普鲁卡因?

氯普鲁卡因最早由 Rubin 于 1949 年合成,随后投入临床使用。其麻醉起效更快,强度为普鲁卡因的 2 倍,代谢速度为普鲁卡因 5 倍,不良反应为普鲁卡因的 0.5 倍,于 20 世纪 60 年代在西方国家开始广泛应用于浸润麻醉、神经阻滞,尤其是门诊患者的麻醉和产科麻醉。氯普鲁卡因有一个未被充分认识的优势,即容易被血浆胆碱酯酶迅速降解,一旦进入血液就会被降解,局部麻醉毒性就会消失,这导致它在几十年后在临床重新被应用。

18. 最早用于肺隔离的双腔管是什么?

1949 年,Carlen 发明了双光源导管,使肺隔离技术获得飞跃发展,是胸外科发展史上的一个里程碑。Carlens 管由橡胶制成,在左侧管口的远侧设有隆突钩,1949 年 11 月在结核性脓肿切除手术中成功应用。1950 年他与瑞典胸外科医师 Bjork 合作,一起报告使用 Carlens 管成功完成了 20 例肺切除术。1958 年,曼彻斯特皇家医院 Jenkins 和 Gordon Clarke 报告了 790 例使用 Carlens 管的综合经验。1959 年,牛津的麻醉医师 Roger Bryce-Smith 应用气管和支气管套囊代替了隆突钩的设计。20 世纪 80 年代,聚氯乙烯导管替代了橡胶导管。

19. 何人何时首次合成氯丙嗪?

1950 年,罗纳·普朗克公司在研究抗组胺类药物时合成氯丙嗪,原本是希望从中找出抗疟疾药物。因这些产品有一些具有抗组胺作用,公司将其中一种以"异丙嗪"的药名出售。同年,巴黎的外科医师 HenriLaborit 得到异丙嗪,发现患者应用异丙嗪后情绪发生了很大变化,显得平静放松。1950 年 12 月,化学家 Paul Charpentier 合成化合物 RP‐3277,也就是氯丙嗪。1952 年,Henri Laborit 建议氯丙嗪可用于精神病的治疗。1954 年,氯丙嗪获 FDA 批准,商品名为索拉嗪。

20. 最早的含卤素的吸入麻醉药是什么? 何人何时最早将此应用于临床?

20 世纪 50 年代,英国 ICI 公司化学部的负责人 Ferguson 为研究分离铀放射性核素的溶剂是否有麻醉作用,将这项工作交给了 Charles Suckling。Suckling 拟定了挑选这些化合物的条件,首先就是低毒、没有爆炸性,并具有一定程度的挥发性,麻醉作用较强、起效要快,不发生意外和不刺激呼吸系统。因没有可供挑选的现成的化合物,他决定自己合成。1953 年 1 月,他合成的第 6 个化合物,也就是氟烷,完全符合他拟定的条件。在曼彻斯特麻醉医师 Michael Johnstone 的帮助下,氟烷于 1956 年被应用于临床。

21. 何人何时将控制性低温用于心脏手术?

控制性低温是在全身麻醉下人为以物理方法降低患者体温,旨在降低机体基础代谢、减少氧耗量、保护机体或器官免受缺血缺氧损害。心脏外科手术的低温疗法要早于体外循环的兴起。早在 1950 年,加拿大医师 Wilfred Gordon Bigelow 及同事就将控制性低温用于心脏手术,提出了控制性低温疗法在心脏外科手术中使用的可能。1952 年,John Lewis 教授及其团队在低温条件下对一名 5 岁女孩实施了房间隔缺损的关闭手术。1955 年,Gollan 教授致力于将低温和体外循环的联合应用于心脏手术。

22. 心肺复苏术之父是谁?

1950 年美国麻醉医师 Peter Safar 使用口对口人工呼吸等,形成了最初的心肺复苏技术,挽救了无数生命。Safar 结合了建立气道(A-Airway),应用口对口人工呼吸(B-Breathing)和胸外按压(C-Chest Compression)这三项技术,发明了"ABC 心肺复苏急救法"。现在著名的复苏训练模拟人,"复苏安妮"(Resusci Anne)也是在当时的背景下开发出来的。1968 年,Peter Safar 被世界麻醉医师学会联合会

(WFSA)邀请编写了 CPR 指导手册。他一共发表包括 384 篇同行评议文章、30 多本书和手册以及 600 多篇摘要，被称为 CPR 之父。

23. 心肺复苏的里程碑是什么？

20 世纪 60 年代，将 Peter Safar 发明的口对口人工呼吸、Kouwenhoven 发明的胸外按压术、Lown 发明的同步电除颤术等三项技术称为心肺复苏的里程碑——现代心肺复苏术。

24. 何人何时发明首个真正意义上的双腔气管导管？

1950 年，Carlens 医师设计出了真正意义上的双腔气管导管，该种导管由橡胶制成，插入左主支气管，同时主管上带有侧孔供右侧肺通气，另有一隆突钩卡在隆突上以保证和维持正确的位置。但使用过程中仍发现一些问题：包括隆突钩的断裂，喉头损伤等。1962 年 Robertshaw 又将其改进：取消了隆突钩、区分不同套囊的颜色、分开设计左侧和右侧支气管并设计不同角度，此种新型双腔管面世后迅速受到临床医师的青睐。直到如今该种双腔管仍然是市场上最受欢迎的产品。

25. 何人何时将神经安定镇痛麻醉引入临床？

自 1950 年以来，Laborit 及 Hugue-nard 曾提出了药物相互强化的设想，应用丙嗪类药和镇痛药复合施行"不用麻醉剂的麻醉方法"，以后又应用神经阻滞合剂（cocktailLytique）进行人工冬眠及强化麻醉。这个理论及人工冬眠的应用受到许多作者的支持，并进行了大量的实验研究及临床观察，均获得良好效果。近年来，许多新的神经安定剂和强力镇痛剂不断合成，因而发展"安定镇痛术"（麻醉）。这一新名称是 1959 年在法国里昂举行的第十次法国麻醉学会上，由比利时 DeCastro 和 Mundeleer 首次提出。

26. 何人何时发明了 CO_2 监测？

在 1950 年代，Max Liston 使用二战结束时没收的德国专利设计了红外线呼吸二氧化碳分析仪。James Elam 指导和鼓励他将其应用于手术室监测。Beckman 公司利用 Luft 型二氧化碳分析原理生产了第一台可用于临床的红外 CO_2 计"Beckman LB1"，供研究和手术使用。Hewlett-Packard 和 Siemens-Elema 在 20 世纪 70 年代后期开发了主流的红外二氧化碳计。1978 年，荷兰可能是第一个推荐二氧化碳监测仪用于术中监测的国家。

27. 何人何时首次合成了琥珀胆碱?

琥珀胆碱(succinylcholine)是一种骨骼肌松弛药,能与 N_2 胆碱受体结合,产生去极化状态,使骨骼肌松弛。琥珀胆碱由 Bovet 于 1949 年合成,1951 年 Bovet 和 Ginzel 证明琥珀胆碱为短效肌肉松弛药,1952 年 Tesleff 和 Folds 及其同事将其用于临床,彻底改变了麻醉药物的使用情况,其快速和超短效作用时间满足了快速气管内插管以及肌力快速恢复的要求,获得了良好的临床效果,因此,尽管其不良反应较多仍被普遍应用。

28. 琥珀胆碱何时首次被临床应用?

1949 年,Boret 等以及 Phillips 首先发现琥珀胆碱的神经肌肉作用。1951 年 Bruke 在欧洲、1952 年 Foldes 在美国第一次报道临床使用琥珀胆碱的经验。Foldes 当即指出琥珀胆碱的最大优点是可控性强,可在 1 分钟内发挥肌肉松弛效应。

29. 何人最早提出血液循环降温法并于何时实施的?

之前的诱导体温降低的方法主要是通过体表外部降温来实现的,这一技术的原理就是依据体表和身体内部结构间形成的温度梯度,通过外周体表温度降低引起外周血管收缩来实现核心体温的降低。但是如果先将循环内部的温度降低,引起由内而外的降温则可能引起不同的反应。1951 年,Delorme 及 Boerema 施行血液循环降温法。此后,越来越多的通过低温及深低温配合体外循环的方法广泛应用于某些复杂的心内直视手术及其他手术。

30. 何人何时生产出第一台定容呼吸机,代替了"铁肺"?

1951 年,瑞典的 Engstrom Medical 公司生产出第一台定容呼吸机 Engstrom100,取代了当时的"铁肺",救治了大量由流行性小儿麻痹引起的呼吸衰竭患者。随后许多工程师、医生等投入呼吸机的研究,欧洲各国纷纷生产出代表型呼吸机,达到 10 种类型。20 世纪 50 年代开始,由于心脏外科的发展,越来越多的医生认识到机械呼吸的优点。1955 年,Jefferson 呼吸机是美国市场上使用最广的呼吸机之一。

31. WFSA 的建立时间及目的是什么?

1951 年,Société d'études sur l'anesthésie et l'analgésie(SEAA)相关成员在巴

黎组织国际会议,32 个国家的社团考虑成立一个国际社团。随后 32 个学会的代表选出了一个临时委员会,负责建立一个新的麻醉科医师国际组织。1955 年,世界麻醉医师学会联盟(WFSA)在荷兰斯海弗宁根召开第一次会议,来自 28 个国家的协会为该组织的成立做出了贡献,会上哈罗德·格里菲斯被选为 WFSA 的首任主席。WFSA 的建立实现了 McMechan 的梦想,即成为一个由麻醉科医师组成的国际组织。

32. Apgar 评分的来历?

美国麻醉医师 Virginia Apgar 博士于 1952 年发表 Apgar 评分,这是全球最广泛使用的新生儿评估方法,通过新生儿皮肤颜色、心率、刺激后的皱眉动作、肌张力、呼吸五项指标,判断新生儿是否发生窒息及窒息程度,大幅降低了新生儿死亡率,奠定新生儿学的基础。Apgar 是哥伦比亚大学的首名女教授,生前获奖无数,为表彰她对医学做出的贡献,1994 年 10 月,美国邮电业发行了印有 Apgar 头像的邮票。

33. 1952 年在脊髓灰质炎盛行的丹麦,采取了哪项措施使脊髓灰质炎的死亡率大大降低?

1952 年,丹麦麻醉医师 Bjørn Aage Ibsen 坚持给脊髓灰质炎患者气管插管实施正压通气,使死亡率从 95% 降低到 25%。那时的大部分临床医生认为,高致死率是病毒导致肾脏衰竭造成的。麻醉医师 Bjorn Ibsen 分析死亡患者病例和尸检结果后认为,导致死亡的首要原因是通气不足,并建议外科医生放弃负压通气,切开患者气管实施正压通气治疗。在采用正压通气治疗后,患者的病死率迅速下降。哥本哈根脊髓灰质炎的暴发成为机械通气史的转折点,使机械通气技术由负压通气时代回归正压通气时代。

34. 首次针对麻醉相关死亡率的研究是何人何时完成的?

Beecher 和 Todd 首次研究了 1948—1952 年 10 所大学机构的 599 500 例患者麻醉后死亡的预测因素。结论表明,箭毒的使用与麻醉死亡率相关联。在未使用箭毒的情况下,死亡率仅为 1∶2 100;而使用箭毒的病例中,死亡率可达 1∶370,是未使用箭毒组的 6 倍左右。

35. 注册麻醉护士的开始时间及基本情况?

　　注册麻醉护士(certified registered nurse anesthetist,CRNA)是指取得护士证书和麻醉专科护士资格证书,从事特定麻醉科护理工作的高级专科注册护士,在美国具有一定的独立处方权。最初的麻醉服务主要是由受过训练的护士在外科医师指导下提供的,在美国内战期间出现,直到在美国建立医学专业的麻醉学后,麻醉科医师与麻醉护士才在矛盾、竞争与合作中共同发展。1952年,注册麻醉护士正式认证标准完成;1956年,CRNA证书问世。

36. 世界首例心肺转流术下的心脏手术是何时完成的?

　　世界首例心肺转流术下的心脏手术由John Gibbon于1953年5月6日完成,所实施的手术为房间隔缺损闭合术,患者Cecelia Bavolek当时18岁。

37. 何人何时提出并定义了复苏球囊?

　　1953年,由Henning Ruben提出复苏球囊(AMBU)最初的概念,其中包含了他所涉及的Ruben活瓣。复苏球囊又称加压给氧气囊,它是进行人工通气的简易工具。与口对口呼吸比较,其供氧浓度高,且操作简便。尤其是病情危急来不及气管插管时,可利用加压面罩直接给氧,使患者得到充分氧气供应,改善组织缺氧状态。基本原理是氧气进入球形气囊和贮气袋,通过人工指压气囊打开前方活瓣,将氧气压入与患者口鼻贴紧的面罩内或气管导管内,以达到人工通气的目的。

38. 20世纪50年代国际临床麻醉科研的关注点是什么?

　　主要致力于新型麻醉剂(氟烷)和麻醉佐剂(琥珀胆碱)的研究。1953年,英国化学家Charles Suckling研究合成氟烷,在曼彻斯特的麻醉科医师Michael Johnstone的帮助下,氟烷很快遍及全球。临床工作者进一步加强了麻醉气体输送设备的安全性和可控性(铜罐和可变旁路汽化)的研究。由于哥本哈根脊髓灰质炎等灾害的流行,麻醉科医师对重大灾害的临床管理、重症监护医学的相关研究、新型呼吸机以及血气分析也给予了充分的关注。

39. 何人何时发明了食管听诊器?

　　1954年,C. Smith发明了食管听诊器。现已用于麻醉患者呼吸循环间断、气道阻塞、支气管痉挛的监测。

40. 何人何时证实了监测呼出气通气更符合生理学要求？

　　1954 年，Elam 证实了应用呼出气进行通气更符合生理学要求。Elam 的研究是采用口对面罩通气的方式监测呼气末二氧化碳反应与血氧饱和度的关系，证明通过面罩或气管导管进行呼出气再通气能够维持患者正常的血气水平。

41. 何人何时发表了全球首个大型前瞻性麻醉结局相关研究？

　　1954 年，Henry Beecher 报告了第一个麻醉结局相关的大型前瞻性研究，提供了麻醉相关死亡的发生率，包括使用箭毒增加死亡率这一发现。

42. 何时召开的第一次世界麻醉医师大会？

　　第一届世界麻醉医师大会（Word Congress of Anaesthesiologists）于 1955 年在荷兰的斯海弗宁恩举行，在会议的尾声，代表 26 个国家麻醉相关学会宣布了世界麻醉学会联合会（WFSA）的成立。这个组织创立的目标就是为全世界各国人民提高最高标准的麻醉安全。这一目标的实现需要通过传播科学信息、推荐培训标准、鼓励麻醉学科研究、建立安全措施等来实现。目前该联合会已经由国际上超过120 个国家的麻醉学会组成。从 1962 年开始，每隔 4 年召开一次世界麻醉学大会，WFSA 在指导国际麻醉事业发展中有着特殊的作用。

43. 低温和深低温何时开始被广泛应用于心内手术？

　　低温麻醉可分为以下 3 种类型：29～35℃为浅低温麻醉；23～28℃为中低温麻醉；22℃以下为深低温麻醉。1953 年，John H. Gibbon 实施首例体外循环下心内直视手术，之后低温及深低温配合体外循环技术便广泛应用于某些复杂心内直视手术及其他手术。1955 年，Gollan 着手于低温和体外循环的联合治疗研究，美国 Sealy 教授将体外循环和低温首次应用于房间隔缺损闭合术。1958 年，Sealy 教授通过联合技术进行了 49 例心脏手术。1959 年 Drew 和 Anderson 将体温降至12～15℃，并提出心内直视手术中循环停止的概念。

44. 何人何时将第一种现代溴化吸入麻醉药引入临床？

　　由 Michael Johnston 于 1956 年引入临床。第一种现代溴化吸入麻醉药是氟烷，于 1951 年由英国帝国化学工业有限公司合成。1956 年，Raventos 对其药理作用进行了详细研究，同年由 Michael Johnston 首先应用于临床麻醉，从此氟烷成为被广泛应用的吸入麻醉药。它属于强效吸入麻醉药，对中枢神经系统可产生较强抑制作用,但镇痛作用弱。与其他吸入麻醉药有相同的扩张脑血管作用,可使颅内压升高。经后续研究发现其呼吸循环抑制作用较强,安全范围小,可发生严重肝损害等缺点,目前已不主张单独使用。

45. 体外除颤仪是何时问世的?

1956 年,体外除颤仪问世。实用除颤器的开发始于 20 世纪 20 年代。当时,纽约爱迪生联合基金会提供资金,以应对触电导致的事故和死亡人数增加。1947年,Beck 第一次通过电除颤挽救了人类的生命。他使用了一个特殊设计的心内电极,用 110 伏电压 1.5 安培交流电电击 2 次,在外科手术中恢复了一名 14 岁患者的心脏跳动。1956 年,Zoll 等首次成功进行了第一例人体外除颤,使用 70 伏特1.5 安培交流电,在胸外进行了 0.15 s 的放电除颤。在 1961 年,Alexander 等人第一次描述交流电电击可终止室性心动过速(VT),尽管 Zoll 已经提出电击治疗室性心动过速的可能性,但这是第一次电击治疗应用于非心室纤颤的报告。

46. 何人何时发明了布比卡因?

布比卡因是一种酰胺型长效局部麻醉药,由 Ekenstam 于 1957 年首先合成,1963 年开始应用于临床,我国于 20 世纪 80 年代初才于临床试用。在 20 世纪 70年代,几份临床报告显示了其具有潜在的心脏毒性。当时学者认为其毒性与其高脂溶性有关。

47. 何人何时发明了罗哌卡因?

罗哌卡因是甲哌卡因和布比卡因的丙基类似物 S 异构体。与其他两种药物一样,罗哌卡因的母体化合物也是由 Ekenstam 在 1957 年首次合成并被报道,但直到1996 年才首次被注册并于临床使用。

48. 1957 年,P. Woodbridge 对全身麻醉的定义包括哪四个方面?

1957 年,P. Woodbridge 对全身麻醉的定义包括四个部分,分别是睡眠或意识消失、不良反射的阻断、运动阻滞和感觉阻滞。经过讨论后,这一概念被 M.Pinsker 修改成三个部分:麻痹、意识丧失、应激反应降低。

49. 氟哌啶醇和氟哌利多的发明历史及过程?

Paul Janssen 在 1958 年合成氟哌啶醇,这是丁酰苯类抗精神病药的第一个成员,但可诱发一种神经麻痹综合征,包括抑制精神、植物和运动功能,抑制吗啡相关呕吐。1959 年,de Castro 和 Mundeleer 将氟哌啶醇与苯哌啶联合使用,首次证明了神经安定镇痛术(NLA)的作用。20 世纪 60 年代,使用氟哌啶醇和苯哌啶的 NLA 作为吸入麻醉的替代方法在欧洲广泛普及。随后,Janssen 合成了芬太尼(1960 年)和氟哌利多(1961 年)。在 20 世纪 70 年代和 20 世纪 80 年代初期,芬太尼和氟哌利多联合 NLA 麻醉方案在欧洲被广泛使用。

50. 世界首先实施并报道的胸外心脏按压术是何人何时实施的?

1953—1959 年,中国医师王源昶连续报道了用胸外心脏按压技术实施心肺复苏成功病例。1957 年发表在《中华外科杂志》上的"硬脊膜外阻滞麻醉之意外及其处理"一文就在世界上首先报道了胸外心脏按压进行心肺复苏成功的病例,并详细描述了其具体方法,这是在心肺复苏术领域具有里程碑意义的发明,也是我国麻醉学对世界医学的重大贡献。由于他发表的文章并非英文,因而在当时并不为世界所广知。

51. 第一例氟烷相关性肝炎是何时被报道的?

1951 年,英国帝国化学工业有限公司 Charles Suckling 首先合成了氟烷。1956 年,M. Johnstone 在英国曼彻斯特首次将氟烷用于临床麻醉。由于氟烷不易燃,临床使用上比易燃的吸入性全身麻醉药乙醚、环丙烷更安全,迅速成为当时临床广泛使用的吸入性全身麻醉药。截至 20 世纪 60 年代,氟烷被用于全球数百万成人和儿童患者。自 1958 年起,使用氟烷麻醉导致的术后致命性肝脏毒性的病例陆续被报道。氟烷相关性肝炎表现为暴发性肝功能衰竭,与大量肝小叶中心坏死有关,临床上以发热、黄疸和血清转氨酶水平显著升高为临床特征。

52. 何人何时在美国建立了第一个重症监护病房?

1958 年,心肺复苏术之父 Peter Safar 在美国建立了首个重症监护病房。他提出了四个集中,集中患者、专家、场地、设备。首先提出对重症患者 24 小时优化医疗和护理。它同时也是第一个配备有内部医师(麻醉住院医师)的 ICU。提出 ICU 必须简单有效,一切设施尽可能简单,技术标准尽可能一致,使置身其中的人易于掌握理解。1963 年,Peter Safar 移师匹兹堡,成立麻醉与危重医学系,这是世界上第一个多学科危重医学培训中心,迄今已经培养出包括麻醉、外科、内科、儿科和急救科等学科在内的 500 多位高级专家。

第三章

53. 何人何时证实了口对口呼吸优于"压胸抬臂通气法"？

复苏之父 Safar 在 1958 年明确了口对口呼吸优于"压胸抬臂通气法"。1958年在《美国医学协会杂志》上，他发表了关于口对口人工呼吸的著名论文。在该项研究中他对许多志愿者进行麻醉和肌肉松弛，其中包括外科医师、护士和医学院的学生。然后给他们进行人工通气，方法包括口对口人工呼吸和 Holger-Nielsen 法（压背、提肘，当时推荐的一种人工呼吸方法），使用肺活量计测量。实验结果显示，口对口人工呼吸优于 Holger-Nielsen 手动通气法。

54. 何人何时最早发明了软支气管镜？

1966 年，日本国立肿瘤中心气管食管镜室主任 Shigeto Ikeda 发明软支气管镜，从而减少了硬镜对气道的刺激。软性气管镜最初采用光纤束，需要外部光源进行照明。这些示波器的外径为 5～6 mm，能够弯曲 180°并延伸 120°，使其能够进入肺叶和节段性支气管。最近，光纤气管镜已被末端具有电荷耦合器件（CCD）视频芯片的支气管镜所取代。

55. 何人何时首次将吸入麻醉药甲氧氟烷进行临床试验？

甲氧氟烷是无色液体，挥发性较低，有水果气味的强效吸入麻醉剂，MAC 为0.16％，镇痛及肌肉松弛作用较氟烷强。1958 年由 Larsen 合成，并被发现具有麻醉性能。1960 年，Joseph Artusio 对甲氧氟烷的麻醉作用进行了首次评述。此后甲氧氟烷在临床麻醉中得到了广泛使用，但在后续报道中因其具有呼吸抑制、抑制子宫收缩、麻醉后肾损害等缺点，目前临床麻醉工作中已罕用，仅在小儿短时辅助诱导麻醉中偶尔使用。

56. 何人何时发明了世界上第一台血气分析仪？

1953 年，麻醉医师 Severinghaus 博士开发了精准的 PCO_2 和 pH 来分析低温过程中肺的血气交换。到 1954 年 8 月，Richard Stow 发明了一种 CO_2 电极。1956 年 4 月，Leland Clark 发明了 O_2 电极。Severinghaus 博士和技术员 Bradley 将以上技术进行了结合，于 1958 年制造出来第一台血气分析系统。此后，血气分析仪迅速商业化，Severinghaus 和 Poul Astrup 教授在氧离曲线上进行合作，于1959 年推出了第一台检测 pH、PO_2、PCO_2 的分析仪，从此医院开始测量这些参数来诊断和挽救患者的生命。

57. 血气分析何时被麻醉界广泛使用？

1959 年,在血气分析仪上又增加了 pH 电极。血气分析使得快速分析气体交换的状况及酸碱平衡成为可能。但这一时期血气分析应用时间短,加上处于手动时代,结构笨重,可测定值较少。到 20 世纪 70 至 80 年代,计算机和电子技术应用使得血气分析仪进入全自动时代,操作简便,可测量参数也不断增多,于是血气分析很快被麻醉界所接受并成为现代化医院最常用的实验室检查项目之一。

58. 1959 年,英国麻醉医师 Roger BryceSmith 应用什么替代了 Carlen 管的隆突沟？

1959 年,英国牛津麻醉医师 Roger BryceSmith 应用气管和支气管套囊替代了隆突沟的设计。套囊可以通过充气和放气实现气道的封闭和开放以及位置的固定,实时可调节性也减少了对气管的损伤,同时可以借助可视技术将气管导管置入次级支气管进行精准通气或者封堵。

59. 何人何时最早使用光棒引导插管？

1957 年,首次报道使用照明灯来方便插管,当时麦金塔描述了一个 18 英寸的气管插管引入器,更好地照亮电线补充喉镜的光线。Berman 在 1959 年描述了一个类似设备。同年,日本有学者描述了给清醒患者经鼻插管前将一个连着电线的灯泡放在气管导管的尖端,通过外喉和颈部内侧光影确定管的位置。1959 年 Yamamura 最初描述了应用光棒引导插管,是利用透照法的原理实施气管插管引导的。

60. 何人何时首次描述了 CVP 和容量的关系？

1959 年,Hughes 和 Magovern 在开胸术后患者监测右心房压的研究中发现,失血会引起 CVP 下降,遂首次描述了 CVP 和容量的关系。中心静脉压的测量对确定低血容量性休克的救治具有重要价值。

61. 何人何时最早提出成分输血的概念？

1959 年,John G. Gibson 提出成分输血的概念,即根据患者的需要输入血液中的各种成分,如红细胞、血小板、血浆等以代替输全血。这使得输血更为安全和有效。成分输血的出现和发展,是现代输血的一个里程碑,当今世界已把成分输血比例的高低作为衡量医院技术水平的指标之一,把能否正确的运用成分输血作为评价医师医术水平的指标之一。

62. 何人何时最早发明了恶性高热疑似诊断试验?

　　1960 年,吸入麻醉药与恶性高热的家族遗传特性被首次联系到一起。Denborough 和 Lovell 报道了一例 21 岁男性患者,该患者因有 10 名家庭成员在使用烷类麻醉药进行全身麻醉或局醉后短时间内即出现不明原因的死亡而受到关注。Kalow 和 Britt 的研究表明恶性高热幸存者的新鲜骨骼肌活检对咖啡因有着异常强烈的收缩反应,促进了使用新鲜离体骨骼肌标本进行生物学鉴定的发展。该法在欧洲为咖啡因离体骨骼肌收缩试验,在北美为咖啡因氟烷离体骨骼肌收缩试验,均用于恶性高热的诊断。

63. 丹曲林治疗恶性高热的临床应用时间及发明人?

　　1960 年,来自加拿大的研究确定了恶性高热家族遗传和起因于肌肉而非中枢系统;1966 年,恶性高热猪动物模型的建立确定了肌肉 RYR1 受体变异位为恶性高热病因;1975 年,Harrison 用动物试验发现丹曲林为恶性高热治疗特效药物。丹曲林是美国 Norwich 公司于 1967 年研发的肌肉松弛药,目前是 FDA 批准的治疗恶性高热的孤儿药。

64. 何人何时最早合成了芬太尼?

　　1960 年,保罗·杨森博士首次成功合成了比吗啡镇痛效果更强、不良反应更小的镇痛药——芬太尼。他分析了传统镇痛药物吗啡和新近人工合成的镇痛解痉药物哌替啶(即杜冷丁)的化学结构,发现两者均含有哌啶环。保罗·杨森用苯环代替哌替啶哌啶环 1 位上的甲基以增加脂溶性,并且在苯环和哌啶环之间加入丙酮基链,以增加与阿片受体的结合力,形成 R951。后来他们以羟基代替 R951 分子的酮基,形成 R1406,也就是药效为吗啡 25 倍的苯哌利定。这是芬太尼发展史上里程碑式的药物。

65. 首个应用于临床的苯二氮䓬类安定药是什么?

　　苯二氮䓬类安定药常作为镇静催眠药使用,也用作抗癫痫药和抗焦虑药,其核心化学结构是一个苯环和一个䓬环。首个应用于临床的苯二氮䓬类安定药是氯氮䓬(利眠宁),由 Leo Sternbach 在 1955 年偶然发现,后由罗氏制药于 1960 年开始生产销售。此后人们通过消除与生理活性无关的基团,和对分子结构中活性较高的部分进行拼环等改造,开发出了不良反应更小,在体内更稳定的苯二氮䓬类新药,其中罗氏制药于 1963 年开始上市销售地西泮(安定)。

66. 氟烷为何在 20 世纪 70 年代退出临床？

在 20 世纪 60 年代，氟烷后肝功能障碍病例的报道引起了广泛研究。1969 年发表的详细结果指出，氟烷后肝毒性十分罕见且死亡率仅为 1∶120 000，这个结论足以让麻醉医师放心使用氟烷，但因内科医生将术后黄疸事件归咎于氟烷，氟烷的消亡已成定局。在美国以外的其他国家或地区，一些麻醉医师选择使用替代品，如甲氧氟烷或三氯乙烯，甚至部分麻醉医师仍坚持使用乙烷。

67. 何人何时最早描述了"逆行插管"？

1960 年，2 名从事头颈部手术的麻醉医师巴特勒和西里洛描述和使用了术语"逆行插管"。据文献记载，此方法第一次使用是在哥伦布医院的一例巨大喉癌手术的麻醉中，发文前已成功完成 15 例。

68. 1960 年，药代动力学模型在临床应用于哪一方面？

1960 年，药代动力学模型和等式用于指导普鲁卡因静脉输注方案的制定。1986 年，随着得普利麻（丙泊酚）的上市，丙泊酚三室模型设计"10 - 8 - 6"用药方案被临床应用。1996 年，'Diprifusor' TCI 系统上市。

69. 20 世纪 60 年代，世界各国建立麻醉相关学术团体的情况如何？

20 世纪 60 年代开始，麻醉学仍是一个亚专科，缺乏训练有素的医师。在美国，只有不到 2 500 名经委员会认证的麻醉科医师为 1.8 亿人口（1.4/10 万）提供服务。许多美国医学院都设有麻醉科而不是系，麻醉从属于外科系。然而，随着世界各地的社会经济发展，美洲、东欧、亚洲、中东地区受过训练的麻醉科医师人数持续增加，这些麻醉科医师渴望得到交流和教育。在上述背景下，在 20 世纪 60 年代，全世界共成立了 24 个麻醉学（协）会。

70. 20 世纪 60 年代，美国学术型麻醉科的建设情况如何？

20 世纪 60 年代初，美国大多数医学院麻醉学隶属于外科学，承担了大量临床工作。只有少数医学院（哈佛大学、哥伦比亚大学、宾夕法尼亚大学、爱荷华大学、威斯康辛大学、旧金山加州大学、华盛顿大学）具备训练有素的研究员并支持学术研究活动。当时，麻醉专业几乎没有受训的亚专业专家，且极少获资国立卫生研究院（NIH）科研基金。在美国，该现象自 20 世纪 60 年代起开始转变，麻醉学逐渐由经验医学向现代医学转化，临床工作由术间延伸至无痛分娩、ICU、术后麻醉恢复室、急救医学与急性/慢性疼痛管理。

71. 20 世纪 70 年代,全世界各国家麻醉相关学术团体的建立情况如何?

自 20 世纪 60 年代始,大多数发达国家已成立相应的麻醉学术团体或组织。而麻醉科医师人数相对不足的国家及地区,如非洲、中美洲、中东地区、中国及苏联,麻醉相关学术团体建设稍显滞后。20 世纪 70 年代,这些地区大多数国家开始成立相应麻醉学术团体,共增加了 18 个麻醉学(协)会。在此期间,发达国家同时成立相应学术团体,为这些新生的麻醉学术团体建立知识交流的平台。

72. 20 世纪 60 年代麻醉学研究的主题是什么?

药代动力学、药效动力学和肺泡最小有效浓度(MAC)是主要研究主题。1960年,Henry Price 首次发表文章提出药物分布差异的原因,通过描述硫喷妥钠在人体中分布的差异,指正既往 Kety 药代动力学理论的错误。麻醉药物的药代动力学研究进而在 20 世纪 60 年代掀起一股研究热潮。其中,在吸入麻醉药物的研究上,最早由旧金山加州大学 Edmond Eger 带领的团队开展相关工作,并提出肺泡最小有效浓度的概念,相关研究结果及理论是近 40 年临床药理的主流观点。

73. 20 世纪 60 年代为何被称为"麻醉黄金年代"?

彼时,全世界的变化深刻影响着麻醉学专业发展,使得麻醉药物的发现与专业人才培养得到快速推进,主要体现如下:麻醉药代动力学和药效学研究逐渐成熟,麻醉药物学家开发并研究了一系列新药,如布比卡因、恩氟烷、芬太尼、氯胺酮、依托咪酯、潘库溴铵;深入研究让部分老药(如甲氧基氟烷)逐渐退出历史舞台。伴随着世界范围内的专业学会和专业期刊的成立与出版,麻醉专业快速发展,加速了麻醉科医师的专科培训。在美国,一项源于 ASA 的麻醉招聘计划开始推行,让医学生能在职业生涯早期就接触到麻醉专业,为麻醉优秀人才的培养奠定了基础。

74. 英国麻醉学家 John Nunn 的主要贡献是什么?

John Nunn 是 20 世纪 50 至 80 年代期间,在心肺生理学及药代动力学研究方面做出重要贡献的科学家之一。John Nunn 最早主要研究手术及麻醉期间肺通气与灌注的关系及其在麻醉前后对氧合的影响。同时,他研究不同吸入麻醉药物的各种药理作用,包括吸入药物在细胞微管中的解聚作用、一氧化氮的毒性作用等。他在该领域的重要研究及发现使其获得了 1991 年 ASA 优秀研究奖。

75. 何人何时提出了血补丁治疗硬膜外穿刺后头痛?

由 James B. Gormley 于 1960 年报道。他发现腰麻时出现"血性穿刺液"的患者,硬膜穿破后头痛(PDPH)发生率低。因此猜想,硬膜周围的血液能防止脑脊液丢失。不久,Dr. Gormley 自己也遭受了 PDPH,便使用 3 mL 自体血治疗。5 年后,Ozdll 和 Powell 完成一项独特的试验,他们先抽取 2.5 mL 自体血,让其成为血凝块,当腰麻针从蛛网膜下腔退入硬膜外腔时,将其注入。经过这样治疗的 100 例患者没有出现过 PDPH,对照组 100 例患者中有 15 例出现 PDPH。"血补丁"(EBP)随后成为治疗 PDPH 的"金标准"。

76. 世界上第一个全凭电脑控制的模拟患者于何年由何人用于培训麻醉科医师?

1960 年,Stephen Abrahamson 教授将第一个全凭电脑控制的模拟患者用于培训麻醉科医师,可惜由于时间短和花费太大的缘故,该模拟患者并没有引起广大临床医生的关注。此后麻醉模拟培训局限于局部麻醉操作训练模型。现如今,医学模拟培训可以看成是一热门的转化医学。随着模拟技术的不断进步,美国绝大部分医学院和教学医院都先后建立了医学模拟中心,全球至今为止大概有 1 900 多所麻醉模拟培训中心。

77. 何人何时首次提出环状软骨压迫?

1961 年,Sellick 在 The Lancet 首次提出环状软骨压迫(cricoid pressure, CP)可预防反流误吸。英国麻醉医师 Sellick 最初的研究观察是在尸体上完成,对于存在胃内容物的尸体,在过度屈氏体位下可通过压迫环状软骨避免胃内液反流到喉部。对麻醉和瘫痪的患者,通过 100 cmH_2O 的压力注射造影剂确认了 CP 手法对于食管封闭的效果。随后,Sellick 医师在 26 位高危患者中进一步证实了 CP 手法的有效性。

78.《麻醉品单一公约》何时何时通过? 其意义是什么?

1961 年,《麻醉品单一公约》由各国政府于 1961 年 3 月 30 日在纽约举行的特别国际会议上通过。该条约是反对违法麻醉品制造和走私的国际条约,它形成全球药品控制制度的基础。单一公约是联合国承认适当提供医用麻醉品对于人类福利不可或缺这一事实,以及药物成瘾是一个世界性的社会和经济威胁这一事实的结果。因此,《单一公约》旨在使麻醉品的使用局限于医疗和科研目的,并防止其被转移和滥用,与此同时确保为合法目的可以获得麻醉品。

79. 何人何时发明了氯胺酮?

氯胺酮是一种新型非巴比妥类静脉麻醉药,于 1962 年由美国药剂师 Calvin Stevens 首次人工合成。氯胺酮最早被用于兽医麻醉剂,在越战时期作为麻醉药广泛用于野战创伤外科。

80. 20 世纪 60 年代药代动力学研究的主要内容是什么?

20 世纪 60 年代掀起了药代动力学研究热潮。1962 年,纽约医学研究院和 NIH 资助该主题的专题研讨会。35 名科学家展示大量待发表的吸入/静脉麻醉药物药代动力相关研究数据及结果,推动后续研究进展。其中,在吸入麻醉药物药代研究方面,最早由旧金山加州大学 Edmond Eger 所带领的团队开展研究,相关研究结果收录入 1974 年 Eger 的专著《麻醉剂吸收和作用》(*Anesthetic Uptake and Action*)。

81. 选择性阿片受体拮抗剂纳洛酮是何时首次应用于临床的?

纳洛酮被认为是一种特异性阿片受体的拮抗剂。20 世纪 50 年代早期,烯丙吗啡和烯丙左吗喃作为阿片受体拮抗剂被研究,但因其不良反应发生率高和呼吸抑制逆转作用不完全,因而不被临床接受。阿片受体拮抗剂纳洛酮合成于 1960年,于 1963 年开始应用于临床,可以用于治疗麻醉性镇痛药过量的解救,还可用于乙醇中毒的解救,具有抗休克的作用。最初的纳洛酮推荐剂量是 0.4~0.8 mg。

82. 世界上首次描述恶性高热的时间及基本情况?

1963 年,Saidman 和 Eger 在研究中报道了一例 47 岁肥胖(BMI 为 33)男性接受腹股沟疝修补术。在琥珀胆碱输注的情况下,外科医师仍对肌肉松弛效果不满意,同时患者大汗淋漓,呼吸急促,体温达 42.5℃。动脉血气分析 pH 6.82,pCO_2 79 mmHg,pO_2 143 mmHg,BE －14.3 meq/L。血压从 110/70 mmHg 降至 40/0 mmHg,并用间羟胺治疗。当即让手术医师迅速完成手术,同时冰块降温、扩容、纠酸,患者血压恢复,术后未出现任何明显的神经功能障碍。这个案例在 1964 年旧金山举行的 AMA 麻醉会议中被首次提出,并首次确定恶性高热。

83. 何人何时最早将安氟醚应用于临床?

安氟醚(enflurane)是一种吸入全身麻醉药,于 1964 年由 Gunter Corssen 教授主持实施的临床试验中被发现。安氟醚是无色透明挥发性液体,具有醚的特性,化学性质非常稳定,适用于各年龄、各部位手术的全身麻醉诱导和维持,吸入后80%以原形排出体外,仅2.4%经代谢后由肾脏排出体外。安氟醚具有麻醉效果好、苏醒快、安全范围大等特点,是一种理想的麻醉药物,但后续发现其具有抑制心血管和诱发惊厥的特性,限制了其在临床的推广使用。

84. 何人何时最早将γ-羟丁酸钠应用于临床?

1956年,Takashi Hayashi等首次报道γ-氨基丁酸对犬大脑皮层神经元具有抑制作用。这促使科学界寻求一种GABA类似物能透过血脑屏障发挥其潜在药理作用。1964年,γ-羟基丁酸在实验室被合成,随后作为全身静脉麻醉药用于临床。几十年来,法国、意大利等欧洲国家一直使用γ-羟基丁酸作为分娩时的麻醉药。最近,更有效、更安全的新型麻醉药物的成功开发使得γ-羟基丁酸的使用日益减少。

85. 20世纪50年代国际临床麻醉科研何时最早合成七氟醚?

20世纪60年代,七氟醚被合成,动物实验表明其麻醉效果极佳。但其研发者Baxter-Travenol对吸入麻醉药毫无兴趣,直到1983年与日本Maruishi制药公司合作后研究才有了新进展。1990年,日本取得七氟醚用于人体试验许可;1993年于日本上市后,迅速占据60%日本市场;1995年,FDA批准了七氟醚的临床应用。七氟醚气味微甜,没有明显的气道刺激性,是儿童麻醉诱导及成人麻醉维持的良好选择。

86. 何人何时生产出了第一台电动控制呼吸机?

进入20世纪60年代,呼吸机的应用更为广泛。1964年Emerson术后呼吸机是一台电动控制呼吸机,呼吸时间能随意调节,是一台电子线路呼吸机,配备压缩空气泵,各种功能均由电子调节,从根本改变了过去呼吸机纯属简单的机械运动的时代,而跨入精密的电子时代。

87. 何人何时最早设计出了可弯曲的纤维支气管镜?

早在200年前,人们就开始探讨用内镜检查和治疗腔内疾病。直到1879年爱迪生发明电灯以后,内镜的照明设备才有了显著的进步。1897年耳鼻喉专家Gustav Killian发明的硬质气管镜可用于大气道病变的检查与治疗。随着光导纤维的发展,为硬质不可曲的内镜变为可曲性的内镜提供了基础。1964 年,日本 Shigeto Ikeda 教授发明了可弯曲的支气管镜,带动发展了 3～4 级支气管以上的下呼吸道气道内病变的检查与治疗。

88. 气管导管在 20 世纪 60 年代的主要进展有哪些?

气管导管第一次被明确记录用于临床治疗是在 1885 年,由美国儿科医师 Joseph O'Dwyer 完成,当时采用盲插技术置入金属导管拯救了一例白喉患者。1900 年,德国外科医师 Franz Kuhn 利用新型材料制作了可弯曲气管导管。1928 年,美国 Guedel 和 Waters 第一次在气管导管上加上可充气的套囊;1931 年,Gale 和 Waters 设计了第一代用于肺隔离的气管导管;1950 年,Carlens 设计了真正意义上的带隆突钩并有双套囊的双腔支气管导管;1962 年,Robertshaw 设计了目前仍应用于临床的左侧和右侧双腔支气管导管。

89. 气管导管何时开始显著减少气管插管相关并发症的发生?

1964 年聚氯乙烯气管导管的问世,将气管导管临床应用上升了一个台阶,并显著减少气管插管相关并发症。1967 年,S. A. Leader 开始大力推广聚氯乙烯 (PVC)。之后,PVC 成为最普遍应用的材料。PVC 气管导管的一个重要特性是在室温下能保持适宜硬度以便插管,进入体内后温度升高,导管会变软。此外,它内置不透射线的线以便定位,内置引导管用于套囊充气,价格较便宜等。

90. 麻醉监测中耳温计的发明过程是什么?

1964 年,Theodor Benzinger 发明了第一台用于测量内耳道体温的非接触式辐射计。在贝塞斯达的美国海军医学研究所进行人体温度调节研究时,为尽可能测量大脑温度,即核心温度。他了解到体温调节中心下丘脑与耳朵的鼓膜靠近,并且由同一血管供应血液,因此 Theodor Benzinger 利用鼓膜温度来估计核心温度,而在这之前,测量体温主要是把温度计放入口腔、腋下或者是直肠进行测量。

91. 何人何时最早将异氟醚应用于临床?

异氟醚是一种强效吸入麻醉药,于 1965 年由 Terrell 发现,经 Krantz 和 Dobking 进行动物实验后应用于临床,后续被广泛使用于临床麻醉。1976 年因 Corbett 指出其有致癌的可能性,使此药的制造和使用被一时中断。直至 1978 年 EGAR Ⅱ否认其有致癌的可能性,因而美国从 1981 年起将其作为主要吸入麻醉药在市场销售。异氟醚是恩氟醚异构体,两者有许多相似的理化性质。血/气分配系数为 1.48,MAC 为 1.15%,是当今市场上比较理想的吸入麻醉药。

92. 何人何时提出疼痛门控学说?

1965 年,Melzack 和 Wall 提出了有关机体对疼痛信号传导调控机制的"门控理论(gate control theory)",其核心是一个可以在不同程度上开放或关闭的神经性的"门",从而调节进入大脑的疼痛信号。当疼痛信号通过疼痛纤维进入门控机构时,传输细胞被激活,将冲动传入大脑;当传输细胞传出的信号超过临界水平时,人就会感觉到疼痛。"门控理论"的提出,是学术界对疼痛及其调控机制认识进步的里程碑,同时开启了疼痛调控机制研究进入细胞分子时代的大门。

93. 美国麻省总医院乙醚厅何时列入美国国际史迹名录?

美国麻省总医院耸立着一座有着碧绿穹顶的国宝级建筑——乙醚厅(Ether Dome),它记录了 1846 年首次成功公开演示乙醚麻醉的场景。1965 年 1 月 12 日,它被指定为美国国家历史地标,并于 1966 年 10 月 15 日被添加到美国国家史迹名录中。在美国国家史迹名录列出的 80 000 多个地方中,只有 2 430 个被指定为国家历史地标。

94. 1966 年,美国历史上首位麻醉学讲座教授 Henry K. Beecher 在《新英格兰医学杂志》(the New England Journal of Medicine)发表了什么论文?

1966 年,Henry K. Beecher 发表了《伦理和临床研究——来自马萨诸塞州总医院哈佛医学院麻醉实验室》(Ethics and clinical research: From the anaesthesia laboratory of the Harvard Medical School at the Massachusetts General Hospital)一文,批判医学实验中的不道德、不规范操作行为,极大地促进了人体试验和知情同意相关规则的完善,为医学伦理学的发展做出了重大贡献。

95. 泮库溴铵最早何时被应用于临床?

1967 年,Baird 和 Reid 最先报道首个人工合成的双季铵氨基甾体类肌肉松弛药泮库溴铵的临床应用。泮库溴铵是长效甾体类非去极化型肌肉松弛药,绝大部分经肾脏消除,肝摄取量很有限,不易通过血-脑屏障,几乎无组胺释放作用,兼有解迷走神经和拟交感神经作用,严重肝肾功能紊乱时总体清除率延迟,作用时间会进一步延长。其是最早应用于 ICU 中的肌肉松弛药,目前主要作为临床麻醉中全身麻醉辅助用药,用于全身麻醉时气管插管和维持术中肌肉松弛。

96. 何人何时发明了纤支镜?

支气管镜的局限性,促使人们开始研制能传导光线的可曲式支气管镜,终于在 1967 年取得成功,制成第一台纤维支气管镜。1970 年池田教授来到著名的 Mayo Clinic,将纤支镜介绍给 Anderson 等人,并由他们在美国先试用 3 个月。

97. 何人何时最早将硬膜外阻滞技术应用于分娩镇痛?

1967 年,Bonica 开始探索产科镇痛麻醉方式,将硬膜外阻滞技术应用于分娩镇痛,并提倡鞘内小剂量应用阿片类药,让"可行走的硬膜外镇痛技术"(walking epidural)成为可能。

98. 何人何时首次提出急性呼吸窘迫综合征(ARDS)?

1967 年,由 Ashbaugh 等提出了 ARDS 的概念。在对 272 例接受呼吸支持的成人患者进行临床观察时发现,少数患者对常规治疗没有反应,他们表现出与婴儿呼吸窘迫综合征(透明膜病)非常相似的临床和病理过程。

99. 何时发明了食管堵塞通气道?

1968 年,食管堵塞通气道被发明。具体为面罩与导管相连,导管末端为盲端,附有气囊,导管近端有小孔,供气体逸出,导管突出于面罩之外,供通气用,优点是操作较容易,常能顺利插入食管。但可引起一系列并发症:食管损伤、食管穿孔、胃穿孔,并且导管偶尔可插入气管中,导致呼吸道严重堵塞,甚至引起死亡。

100. 何人何时第一次全面阐述了 CVP 监测在心血管手术、低血容量性休克和心脏骤停中应用的重要性?

1968 年,English 等第一次全面阐述了 CVP 监测的重要性。当时他们先后进行了约 500 例经皮中心静脉置管的操作,总结了针对不同的部位和不同年龄的操作置管方式并进行详细说明。当时中心静脉插管是测量中心静脉压或获得混合静脉血样本的必要条件,也为快速静脉输血提供了一个合适的通道。随后此项技术的运用越来越广泛。

101.　脑死亡的定义是何时提出的？

20 世纪 60 年代以前，死亡是指心脏停搏和呼吸停止的时刻。1968 年，哈佛医学院特别委员会将死亡重新定义为心肺功能或全脑功能的所有功能均不可逆地停止（脑死亡）时刻。

102.　麻醉研究学会的建立情况如何？

20 世纪 60 年代，英国相关高校成立了 15 个新的麻醉系。除麻醉临床工作外，部分学系兼学术传播任务，鼓励支持更高学历的追求，并于 1958 年开始进行非正式团体活动。1968 年，正式成立麻醉学术研究学会（Anaesthetic Research Society）。

103.　美国产科麻醉与围生医学学会的建立时间及相关背景是什么？

美国产科麻醉与围生医学学会（the Society of Obstetric Anesthesia and Perinatology，SOAP）成立于 1968 年，旨在提供一个讨论围生期相关问题的学术平台。该学会成员包括麻醉科医生、产科医生、儿科医生以及对孕产妇及新生儿研究感兴趣的基础研究工作者。学会宗旨在于通过支持产科麻醉研究，向相关人员普及知识教育及促进临床麻醉服务质量的提高，从而改善妇女和新生儿围产期相关事件的结局。

104.　首例患者自控镇痛的应用时间及概况？

1968 年，Philiph Sechzer 最早在《麻醉学》杂志（*Anesthesiology*）上报道了将患者自控镇痛技术应用于临床。他首次详细描述了患者自控镇痛的实施与管理，最终达到患者满意镇痛效果的过程，为后续多种 PCA 技术更新提供了基础。PCA 临床推广始于英国，自 1979 年开始应用于晚期癌症患者的疼痛治疗。

105.　开始记录围术期麻醉死亡率的年份及意义？

麻醉患者安全的历史可能始于首次报道麻醉患者 Hannah Greener 的死亡，她在 1848 年行大拇脚趾切除术时死于氯仿麻醉。对死亡原因的调查说明麻醉工作者早期注意力集中在认识不良事件机制及预防上。调查结果数年后才被公布，但直到 1954 年，Beecher 和 Todd 的标志性研究公布了美国麻醉相关死亡率的可靠数据，才有大样本研究并提出确切因果关系。20 世纪 60 年代及其以后的研究，通常关注于与全身麻醉或区域麻醉相关的发病率和死亡率，以及外科患者死亡或严重损伤的原因。

106. 何人何时最早发明出来第一台射流控制的气动呼吸机?

1970 年,利用射流原理的射流控制的气动呼吸机研制成功,是以气流控制的呼吸机。全部传感器、逻辑元件、放大器和调节功能都是采用射流原理,而无任何活动的部件,但具有与电路相同的效应。

107. 何人何时最早将 Swan-Ganz 肺动脉漂浮导管应用于临床?

1967 年,Dr. Swan 在度假时看到顺着洋流飘回港湾的帆船,联想到用带气囊的心脏导管顺着血流方向向前漂移。1970 年,Swan HJ. C. 和 Ganz W. 推出了无须透视、顶端带有球囊、可随血流漂浮进入右心和肺动脉的 Swan-Ganz 导管,将血流动力学监测引入临床,监测功能更多,大大促进医疗水平和科研的发展。

108. "四个成串刺激"(Train of Four)的发明时间及应用情况是怎样的?

1970 年,哈桑·阿里等通过表面电极每隔半秒就对尺神经施加了 4 种相同的刺激。将探针长肌对第四种刺激的反应与第一种刺激的反应进行了比较。阿里确定,小于 0.7 的比率表明肌肉松弛剂的残留瘫痪。"四个成串刺激"不需要基线测量,因此可以在注射神经肌肉阻断药物后应用,甚至可以用于清醒时轻微不适的患者。

109. Arthur S. Keats 在 20 世纪 70 年代担任《麻醉学》杂志主编的主要举措有哪些?

Arthur S. Keats 是《麻醉学》杂志(1963—1973 年)编辑委员会成员,于 1970—1973 年担任主编。1967 年,他被选为美国麻醉学委员会(ABA)董事,任期 12 年,几乎立刻成为麻醉学考试系统现代化的主导力量。Arthur S. Keats 领导了考试制度的修订,对当时的麻醉学实践范围进行了全面分析。他对笔试和在职培训考试都进行了修订,并对考试结果进行了计算机分析。

110. 20 世纪 70 年代麻醉设备及药物的主要进展有哪些?

20 世纪 70 年代,Swan-Ganz 肺动脉漂浮导管的出现及临床应用,将血流动力学监测(有创压、心排量等)引入临床,监测功能更加多样,医务人员获取的客观监测信息更加丰富,从而大幅促进了医疗工作和科学研究开展。此外,临床开始应用持续无创血压监测技术，氯胺酮、恩氟烷、依托咪酯和咪达唑仑也相继问世。

111. 20 世纪 70 年代区域神经阻滞的发明及应用情况如何？

尽管 20 世纪 70 年代没有出现新的局部麻醉药，但 Alon P. Winnie 于 1970 年介绍了斜角肌间臂丛神经阻滞，并强调斜角肌是比锁骨下动脉或锁骨中线更准确的臂丛神经标志。1978 年由 LaGrange 及其同事率先发表超声用于周围神经阻滞的报道，他们当时使用超声多普勒技术定位锁骨下动脉，并根据血管位置对 61 例患者进行锁骨上臂丛神经阻滞。

112. 20 世纪 70 年代急性疼痛服务或患者自控镇痛的出现时间及背景是什么？

患者自控镇痛（patient controlled analgesia，PCA）的概念自 20 世纪 70 年代初由 Shechzer 提出，现已广泛应用于临床各种疼痛的控制。PCA 因具有满足患者个体化需要、按需止痛、疼痛控制好并可减轻因疼痛带来的一系列并发症（如肺内感染和呼衰）、用药及时、减轻医护人员的工作量等优点被医护人员和患者所接受。1985 年，华盛顿大学的麻醉科医师在美国建立了首个急性疼痛服务组织（Acute Pain Service，APS），用于规范化管理术后镇痛技术。

113. 何人何时发明了自体血回输装置？

20 世纪 60 年代后期，Klebanoff 使用第一台自体血回输装置成功为 10 名伤员进行了自体血回输。1970 年美国第一代非洗涤回收式自体血回输机 AST100 问世，标志着血液回收新纪元的开始；1974 年由美国 Haemonetics 公司研发的 Cell Saver 血液机问世；1976 年，Noon 等人研发出更为先进的自体血回收机，之后自体血回收的使用越来越广泛。

114. 何人何时提出了快速顺序诱导（rapid sequence induction，RSI）完整概念？

1970 年，一个完整的 RSI 概念在《麻醉与镇痛》（*Anesthesia & Analgesia*）杂志上首次发表。该技术旨在尽量减少保护性气道反射的消失与使用带套囊气管导管的气管插管之间的时间间隔。由于在此期间气道没有得到保护，这是可能发生胃内容物误吸的最关键时期。RSI 的概念在 1951 年引入琥珀胆碱和 1961 年 Sellick 描述环状软骨压迫（CP）后逐渐演变。1970 年 William J. 发表了一篇完整使用 RSI 技术的报告。该报告描述了在 24 个月（1967—1969 年）期间有大约 80 名疑似饱胃患者接受了该项技术且无 1 例出现反流。

115. 世界首位心脏麻醉专科医师是谁？

1971 年 8 月 1 日，William A. Lell 成为哈佛大学麻省总医院麻醉科的第一位心脏麻醉专科医师，接受世界上首批专注于心脏麻醉的培训，因此也是世界首位心脏麻醉专科医师。他于 1972 年完成培训后，进入军队服役并被派往贝塞斯达海军医院，对接受心脏相关手术患者进行围术期管理。William A. Lell 开始使用苯二氮䓬类药物、吸入麻醉药和小剂量吗啡的组合，来替代大剂量的阿片类药物用于心脏麻醉。

116. 何人何时最早将依托咪酯应用于临床？

依托咪酯是一种作用强、短效的非巴比妥类催眠性静脉麻醉药。1965 年由 Godefron 合成，1972 年 Doenicke 试用于临床，1979 年我国国内试制成功并用于临床。目前在临床应用中主要有水剂和脂肪乳剂两种剂型。与水剂相比较，脂肪乳剂可显著减少注射痛和血管损伤等副作用，故临床现多用脂肪乳剂。因其诱导与苏醒均较快，对呼吸循环影响轻微，可轻微扩张冠脉，降低颅内压和维持脑灌注，尤其适用于老年人、冠心病、高血压、休克等患者，故临床应用较多。

117. 何人何时最早提出麻醉最低监测标准和人为因素在麻醉中的作用？

杰弗里·库珀(Jeffrey Cooper)于 1972 年加入麻省总医院麻醉科生物工程部门。他与工作中的麻醉科医师密切接触，于 1974 年在《医疗领域的人为因素》(Human Factors in Health Care)一书中撰写章节《麻醉机：一场等待发生的事故》(the Anesthesia Machine: an Accident Waiting to Happen)。随后，库珀的里程碑式研究开始，他提出了麻醉最低监测标准并分析麻醉给药安全性中的人为因素。1978 年，库珀等发表相关论文，探讨麻醉科医师发生的 359 起危急事件，其中 82％的事故涉及人为错误，14％的事故只能归咎于设备故障，最常见的事故是呼吸机回路断开、气流不经意的改变和注射器更换。

118. 20 世纪 70 年代，全球麻醉科医师的培训情况如何？

1972 年，美国医学协会、美国医学学院协会、美国医学专业委员会、美国医院协会和医学专业协会理事会(RRC)召开联合会议，最终由 RRC 共同参与美国的麻醉科医师培训监督。而负责麻醉护士培训与认证的美国麻醉护士协会(AANA)则在 20 世纪 70 年代中期通过修改章程建立了独立委员会来管理认证和再认证。相比之下，1970—1980 年间，欧洲大多数国家都已建立了正式的麻醉科医师培训计划，培训时间通常为 3～5 年，但当时并不是所有人都强制执行正式的考试程序。

119. 《麻醉和重症监护》(*Anaesthesia and Intensive Care*)的创刊时间及过程？

该杂志由澳大利亚麻醉医师协会于 1972 年首次出版，旨在促进澳大利亚的临床麻醉实践。该杂志创刊号回顾了澳大利亚的麻醉学发展历史，就颈动脉体在喉反射中作为化学感受器的可能作用、琥珀胆碱的肌肉松弛效应、单肺麻醉期间静脉混合效应等进行了相关报道。

120. 何人何时开创了分娩镇痛？

1973 年，美国麻醉科医师 John Bonica 发起建立国际疼痛研究联合会(IASP)，开创了疼痛医学，同时将硬膜外神经阻滞技术应用于分娩镇痛，提倡鞘内小剂量应用阿片类药物。现今临床上采用的分娩镇痛方法多属于可行走的硬膜外镇痛，经硬膜外导管连续输注低浓度的局部麻醉药和脂溶性阿片类镇痛药，选择性阻断产妇痛觉的传导而不影响运动神经，在缓解产妇疼痛的同时保持腹肌收缩和子宫收缩的正常，有助于降低母体和围产期婴儿的死亡率和并发症率。

121. 何人何时创立了疼痛医学？

美国麻醉科医师 John Bonica 在全球开启了疼痛研究和治疗运动，一生致力于倡导跨学科的疼痛研究方法，并推动疼痛学科在世界范围的发展壮大。1942 年 Bonica 从马奎特医学院毕业，随后担任麦迪根陆军医院麻醉科主任。他对研究和治疗疼痛产生了兴趣，并发现要想成功治疗慢性疼痛，必须采取跨学科、多领域综合的方法。1953 年他出版了首部疼痛学综合专著《疼痛管理》(*the Management of Pain*)。他一生最大的贡献是创立国际疼痛学会（IASP）。1973 年，他在华盛顿州伊瑟阔召开会议并促成了 IASP 的建立。

122. 国际疼痛学会(IASP)的创立时间及主要宗旨是什么？

约翰·博尼卡(John Bonica)被称为疼痛管理研究的创始人，20 世纪 70 年代，他对急性疼痛的处理，尤其是术后疼痛的处理越来越感兴趣。其一生最大的贡献是创立了国际疼痛学会(IASP)。1973 年，他募集资金、邀请人员在美国华盛顿州召开会议并促成了 IASP 的建立，同时创立以 Patrick Wall 为主编的学术期刊 PAIN，并于 1975 年在意大利佛罗伦萨举行第一次代表大会。IASP 迅速发展到数千名成员，在全世界成立了许多分会，并举行了三年一次的大会。

第三章

123. 何人何时首次发现了内源性阿片类物质?

内源性阿片类物质是在体内合成,并存在于动物体脑、神经和外周组织中的吗啡样作用物质。1974 年,A. Goldsein 首次发现了内源性阿片类物质。1977 年,J. Hughes 和 S. H. Snyder 及其同事证实,内源性阿片类物质分布于疼痛传导通路的各个部位,包括脊髓背角。最先发现的三种内源性阿片肽是脑啡肽、β-内啡肽和强啡肽。已发现的多种内源性阿片类物质可分为五大家族:脑啡肽、内啡肽、强啡肽、孤啡肽和内吗啡肽。

124. 何人何时最早发明了无创血压测量?

1963 年 Pressman 和 Newgard 提出张力测定法,经过很多人的研究后,1976 年有商品化产品问世;1965 年 DeDbbeleer 提出双袖带法测量技术;Posey 等于 1969 年通过动物实验首先发现并提出振动波幅度最大时对应的动脉平均压;Ramsey、Yelderman 及 Rcam 于 1979 年用示波法测量人体血压。20 世纪 70 年代末 80 年代初,微处理器技术应用于示波法血压测量,实现了血压的快速、自动、无创测量。第一台商用示波法血压监护仪也于 1973 年由美国一家公司开始设计,1976 年投入市场,取名为 Dinamap。

125. 何人何时最早发明无创脉氧饱和度?

青柳卓雄被誉为现代血氧测量技术之父。1958 年,22 岁的青柳卓雄从新潟大学工学部电气工学专业毕业后进入京都的一家科学仪器公司工作。1971 年,他转入日本一家名为 Nihon Kohden 的医疗设备公司,开始从事医疗器械的开发工作。1974 年 4 月 26 日,青柳卓雄向日本医学电子与生物逻辑工程学会(MEBE)报道了他的脉搏血氧测定法,并与合作者木井一夫创建了一个脉搏血氧计原型。1974 年他所在的公司提交了一份专利申请,将两人列为发明人。5 年后,这项发明被授予专利。

126. 海姆立克于何时发明"海姆立克急救法"及其主要内容及目的是什么?

1974 年,海姆立克首先应用该法成功抢救了一名因食物堵塞了呼吸道而发生窒息的患者,从此该法在全世界被广泛应用,拯救了无数患者,其中包括美国前总统里根、纽约前任市长埃德、著名女演员伊丽莎白·泰勒等。因此该法被人们称为"生命的拥抱"。美国医师学会以他的名字命名了这套方法,即"海姆立克急救法"。其原理主要是冲击患者上腹部,令膈肌迅速上抬,胸腔的压力突然增加,从而给气道一股向外的冲击力，可以促使梗塞到气道的异物排出。

127. 何人何时发明了丙泊酚？

丙泊酚发明者约翰·格伦(John B. Glen)曾是格拉斯哥大学兽医学院的一名老师，教授动物麻醉课程。20 世纪 70 年代，加入英国帝国化学工业公司。Glen 和他的同事测试了 5 000 余种已有化合物，最终筛选出了丙泊酚。在首批测试的化合物中，研究者发现 2,6-二乙基苯酚类化合物的反应活性十分特别，这促使团队进一步研究其他的烷基酚类化合物。1973 年 5 月 23 日，他观察到 2,6-二异丙基苯酚的麻醉活性(ICI 35868，丙泊酚)。1974 年 11 月，该药物的正式研发开始。

128. 美国区域麻醉和疼痛医学学会的重建时间及过程？

美国区域麻醉和疼痛医学学会(ASRA)于 1975 年正式"重建"，由致力于区域麻醉教学的 Alon P. Winnie 领导。Winnie 博士从 1976 年到 1980 年担任该学会主席，是该学会五位重建元勋之一。该学会致力于区域麻醉的推广、调查和教学，首次全国性大会于 1976 年举行，随后很快出版第一期《区域麻醉与疼痛医学杂志》(*Regional Anesthesia & Pain Medicine Journal*)。ASRA 的成立以及 Winnie 博士的国际影响，鼓励了世界其他地方建立类似组织。

129. 疼痛学期刊 PAIN 的创刊时间及宗旨是什么？

PAIN 杂志创刊于 1975 年，该杂志是国际疼痛研究学会(IASP)的官方刊物。该杂志主要刊登有关疼痛性质、机制和治疗等方面的研究论文，内容涉及与疼痛相关的生理学、解剖学、药理学、麻醉学、内科、心理学、精神病学、普通外科学、牙科等方面。

130. 何人何时最早将内啡肽分离成功？

1976 年，法国裔的美国生理学家 Roger Charles Louis Guillemin 从垂体分离出一族具有吗啡功能的小肽，称为内啡肽。它能与吗啡受体结合，产生跟吗啡、鸦片剂一样的止痛效果和欣快感，等同天然的镇痛剂。内啡肽是体内产生的具有吗啡样活性的神经肽的总称。这些肽类除具有镇痛功能外，还具有许多其他生理功能，如调节体温、心血管功能、呼吸功能等。

131. 何人何时最早合成阿芬太尼？

阿芬太尼也是芬太尼的衍生物，于 1976 年被成功合成，其主要作用于 μ 阿片受体，为短效镇痛药，镇痛强度为芬太尼的 1/4，作用持续时间为其 1/3。阿芬太尼是一种强效阿片类药物，镇痛强度为吗啡的 15 倍。阿芬太尼起效快，约 1.4 分钟，呼吸抑制轻，作用时间短（约 15 分钟），不易诱发呛咳及肌壁强直，能有效地抑制气管插管反应。阿芬太尼持续输注半衰期稳定，苏醒迅速，血流动力学稳定，术后无痛觉敏化，PONV 发生率低，适合长时间手术的术中镇痛维持。

132. 何人何时首次合成咪达唑仑？

咪达唑仑（midazolam）是苯二氮䓬类短效的镇静催眠药。1976 年瑞士罗氏（Roche）实验室的 Fryer 和 Walser 等合成了第一个用于临床麻醉的水溶性苯二氮䓬类药物。咪达唑仑起效快、半衰期短、遗忘作用强，具有抗焦虑、抗惊厥、镇静、安眠、肌肉松弛等作用，由 CYP3A4 和 CYP3A5 代谢，受酶活性和肝血流变化的双重影响。目前广泛应用于各类手术的麻醉诱导以及各种内窥镜诊断、治疗。2021年，国内第一个咪达唑仑口服溶液制剂上市。

133. 何人何时在德国美因茨成立了急救、灾害学俱乐部？

1976 年，Peter Safar 教授等在德国美茵茨成立急救和灾害医学俱乐部，将急救医学和灾难医学的职能紧紧融合。该俱乐部的成立很快引起了各国医学专家的兴趣和重视，不久更名为世界急救和灾难医学学会（WAEDM），世界首个专门研究探讨急诊医学、灾难医学的学术机构问世。WAEDM 着重研究交流世界各国在医院外抢救垂危濒死患者的经验和现场的急救组织指挥。WADEM 在开发区域性救援资源方面做了大量工作，帮助各国建立最实用和标准的教育培训模式，以提高其实际救援能力。

134. ERAS 鼻祖 Henrik Kehlet 在 20 世纪 70 年代的主要发现是什么？

1976 年，丹麦胃肠外科医师 Henrik Kehlet 对手术应激反应的观察使他确信，术前和术后持续的硬膜外区域麻醉可减轻手术的分解代谢（即蛋白质消耗）效应，可防止"中枢致敏"，完全阻断传入伤害性信息。2008 年，Henrik Kehlet 总结到，急性和慢性术后疼痛期间中枢致敏的性质具有共同特征，急性和持续性术后疼痛之间可能存在相互作用。

135. 舒芬太尼在何时上市?

1974 年,成功合成舒芬太尼,于 1977 年首次上市,其作用于 μ 阿片受体,亲脂性约为芬太尼的 2 倍,更易通过血脑屏障,与血浆蛋白结合率较芬太尼高,而分布容积则较芬太尼小,虽然其消除半衰期较芬太尼短,但由于与阿片受体的亲和力较芬太尼强,因而不仅镇痛强度更大,而且作用持续时间也更长(约为芬太尼的2 倍)。

136. 何人何时利用大量芬太尼取代吗啡用于心脏手术?

1977 年,斯坦利应用大量芬太尼取代吗啡用于心脏手术。1960 年保罗·杨森首次合成芬太尼,第一位将芬太尼用于临床麻醉医师卡斯特罗,根据自己的临床经验总结将芬太尼和氟哌利多合用,可以起到很好的"神经安定镇痛术"的效果。1977 年斯坦利应用大剂量芬太尼取代吗啡,成功用于心脏手术麻醉,标志着心脏手术麻醉进入了芬太尼时代。

137. 经食道超声心动图(TEE)技术问世的时间?

临床心脏超声是在二战后随海军声呐技术进步而发展壮大的,最初为 M 型超声。二维超声和三维超声分别在 1971 年和 1990 年应用于临床。TEE 于 1977 年进入临床应用,提高了许多心脏疾病的评估水平。TEE 在术中应用时间较晚,直到 1981 年才有报道。最早围术期 TEE 指南是 1996 年由美国麻醉医师协会和心脏麻醉医师协会共同制定的,为术中持续心脏功能评估和监测提供了指导,为围术期心脏相关病变诊断提供了依据,更为广大手术患者尤其是心脏手术患者预后提供了参考。

138. TEE 应用快速普及的原因?

随着麻醉学科的发展,TEE 由原先的心血管专科技术过渡到麻醉医师应当掌握的一项技能。20 世纪 80 年代双极 TEE 及彩色血流图的出现导致了 TEE 应用的快速普及。通过学习和训练,TEE 可以帮助麻醉医师快速评价心脏的充盈压、心室收缩功能及心脏瓣膜功能等指标,但 TEE 学习时间较长。

139. 何人何时最早将二氢可待因和对乙酰氨基酚引进美国并广泛使用?

1978 年,维柯丁(二氢可待因和对乙酰氨基酚)由一家德国制药公司引进美国,并在 1983 年成为一种镇痛药通用配方。二氢可待因是为阿片受体的弱激动药,在结构上类似可待因和吗啡,主要药理作用为镇咳和镇痛,效果约为可待因的2倍。对乙酰氨基酚为乙酰苯胺类解热镇痛药,主要通过抑制前列腺素的合成(抑制前列腺素合成酶)及阻断痛觉神经末梢的冲动而产生镇痛作用,引起周围血管扩张,增加皮肤的血流、出汗及热散失而起解热作用。

140. 第一个对麻醉气体机器制定综合标准的国家及时间?

1978年,加拿大首先制定了麻醉气体机器的综合标准。麻醉机必须配备各种气源的流量计,流量计单位为 L/min 和 mL/min(或低于 2 L/min 流量管)两种读数流量管,以便于低流量麻醉实施。在日常的使用过程中,必须注意氧气和氧化亚氮比例,检查流量计是否漏气,依靠麻醉机或其他监护系统监测呼吸回路中的氧气和氧化亚氮浓度,更加准确地测量当前麻醉机运行的情况。

141. 何人何时最早报道超声用于周围神经阻滞?

1978年,由 La Grange 及其同事率先发表了超声用于周围神经阻滞的报道,当时是使用超声多普勒技术定位锁骨下动脉,并根据血管位置对 61 例患者进行锁骨上臂丛阻滞。虽然当时已有放射科医师使用超声技术来引导穿刺活检,但将这种成像方式应用于外周神经阻滞的思路仍较新颖。自 20 世纪 90 年代出现高频超声探头后,才出现真正意义上的神经超声成像技术,超声技术的进步和在麻醉领域的应用使外周神经阻滞的方式和质量发生根本性改变。

142. 世界上首个苯二氮䓬类药物特异性拮抗剂氟马西尼是何时发明的?

氟马西尼于 1979 年合成,是第一个被批准临床使用的苯二氮䓬类受体拮抗剂。氟马西尼是一种苯二氮䓬类受体的配体,亲和力大、特异性高、内在活性低。氟马西尼同激动剂一样,氟马西尼也结合苯二氮䓬类受体,与受体的相互作用呈血药浓度依赖性。由于氟马西尼是苯二氮䓬类受体的竞争性拮抗剂,所以其拮抗作用是可逆的、可竞争的。可作为苯二氮䓬类药物过量中毒的解救和诊断。

143. 布比卡因心脏毒性是何时被全球报道?

1979年,出现了第一份关于区域麻醉的警示说明,Jerry E. Prentiss 首次报告了一例 31 岁的健康患者肛瘘切除术施行骶管阻滞时使用布比卡因出现的心脏毒性。布比卡因于 1965 年在市场推出,由于其中枢神经系统和心脏毒性的报道不断出现,其使用受到很大限制。

144.　国际上何时对疼痛作出了明确的定义？

1979 年国际疼痛学会(IASP)对疼痛作出了明确的定义，即疼痛是一种令人不快的感觉和情绪上的感受，伴随着现有的或潜在的组织损伤。该定义进一步阐明了疼痛常常是主观上的感受，是身体局部的感觉。2020 年，IASP 对此定义又作了修订和完善。

145.　何人何时首次使用计算机控制的静脉输注系统(CATIA)？

1979 年 5 月 1 日，Schüttler 和 Schwilden 在德国波恩首次使用 CATIA 输注系统。1983 年，Schüttler、Schwilden 和 Stoeckel 发表了使用 CATIA 的临床经验。他们认为 CATIA 系统可以维持稳定的麻醉状态，苏醒迅速。随后，国内许多学者都在药代动力学模型的基础上不断设计并改进计算机给药系统，由计算机根据目标浓度，计算给药速率并维持稳定的血药浓度，从而实现了靶控给药。

146.　阿片药物何时被首次报道用于椎管内麻醉？

1979 年，J. Wang 报道蛛网膜下腔注射吗啡为癌痛患者提供了长时间镇痛，自从 Wang 的首次报道后，脊髓阿片类药物的使用被迅速推广。硬膜外导管可以在术后进行长时间镇痛，这也引发了为急性疼痛提供镇痛的服务。只要对药物浓度和输注速度加以注意，那么无论是广泛的胸腹部手术还是整形外科手术，患者在术后第一天就可以出院，同时实现无痛。硬膜外使用阿片类药物的最大优势在于：它和局部麻醉药有协同作用，可在明显降低两者用量同时得到同样的镇痛效果。

147.　鞘内注射吗啡治疗疼痛的最早时间及概况？

1979 年，《柳叶刀》首先报道硬膜外单次注射吗啡 2 mg 可缓解患者急性及慢性疼痛，并认为吗啡硬膜外注射后可以扩散至蛛网膜下腔，并直接作用于脊髓背角胶质细胞的特异性阿片受体，产生镇痛作用。目前，阿片类药物鞘内注射镇痛机制的主流观点是阿片类药物作用于脊髓背角胶质区的突触前及突触后阿片类受体，通过与 G 蛋白结合，抑制腺苷酸环化酶，引起钾离子通道的激活及降低电压依赖型钙离子通道，最终降低神经细胞的兴奋性。

148.　第一个喉罩的雏形是谁设计出来的？

喉罩的发明者是英国皇家伦敦医院麻醉医师 Archie lan Jeremy Brain。Brain

对当时在塞舌尔工作期间发生的困难气道案例陷入沉思,唤起了他的研究热情。最初的灵感来自口腔手术患者麻醉时使用的鼻罩,Brain 将鼻罩拉伸后发现与他利用尸体标本制作的喉部结构极其相似,于是设法将气管导管端与 Goldman 鼻罩套囊相连接,世界上第一个喉罩雏形就此诞生。喉罩不仅可维持患者通气,对气道损伤小,同时还可作为困难插管时的急救装置。Brain 因此荣获医学未来创新奖和终生成就奖。

149. 什么是无创通气复兴的标志?

20 世纪 80 年代,澳大利亚 Sullivan 教授首次报道了应用持续气道正压通气(CPAP)成功治疗 OSAS,被认为是无创通气复兴的标志。1981 年,有 5 名 OSAS 患者接受了该治疗并监测睡眠期间的气道阻塞的情况,试验结果认为 CAPA 的方式是有效的。

150. 何人何时最早将地氟醚临床应用?

1959—1966 年,Terrell 等研制出 700 种复合物,地氟醚便在其中。直至 1988 年,地氟醚才在伦敦被首次用于人体试验。1990 年,Joes 首次将其应用于临床。延迟临床推广的原因在于,合成地氟醚所需的含氟气体具有潜在的易爆性,且地氟醚需要较高的蒸汽压,不能使用标准的挥发罐。遗憾的是,Tec 6 作为专为地氟醚设计的特制挥发罐,在关闭状态下,仍有较高的输送浓度及气体泄露,但这些问题在后来都被逐一解决。

151. 2018 年拉斯克奖临床医学研究奖为何授予丙泊酚发明者约翰·格伦?

颁奖词里这样写到,"从众多化合物中筛选出了丙泊酚,一生致力于开发丙泊酚的脂肪乳剂,并推动他所在的阿斯利康公司开展丙泊酚靶控输注的相关研究,使其成为最广泛使用的麻醉药物,成为了患者和广大麻醉科医师的福音。"丙泊酚是静脉麻醉药的集大成者,其药理作用是其他麻醉药物所不可替代的。约翰·格伦关注丙泊酚临床研究和推广过程,关注丙泊酚应用的上下游,既包括溶媒的选择和优化,还包括输注泵的研发和输注模型的建立。

(王钟兴　张　军　薄禄龙)

第二节 中国现代麻醉史

152. 何人何时创建了中国第一个麻醉科?

尚德延于 1942 年毕业于兰州大学医学院,任国军第 68 军上尉军医(外科)。1945 年在兰州中央医院作为外科住院医师及住院总医师。1947—1949 年初,公派赴美国芝加哥美州医院医学中心进修,主修麻醉学,作为住院医师及代理住院总医师。1949 年初尚德延回国后,在兰州中央医院创立了国内第一个麻醉科,成为中国第一位麻醉科主任,同时兼大外科副主任。

153. 吴珏回到中国前的麻醉培训及工作情况?

吴珏于 1933 年就读于上海医学院医本科,1938 年上海医学院毕业后留校任生理学和药理学助教。1947 年在国家公费赴美留学考试中成绩优异,被派赴美国威斯康新大学医学院附属医院,师从世界著名麻醉学家 Ralph M. Waters 教授专修临床麻醉。1949—1950 年在美国犹德大学医学院附属医院盐湖城县医院任麻醉科主任,并参加两校药理学科的科研和教学活动。

154. 吴珏回到中国后开始麻醉事业的情况?

1950 年 10 月,吴珏冲破重重阻力经海路自美国返回祖国。新中国的麻醉事业刚起步,吴珏不仅任上海医学院附属中山医院和华山医院麻醉科主任,还兼顾其他附属医院的临床麻醉工作。1952—1966 年间还兼任华东医院、胸科医院、结核病第一防治医院、第二军医大学附属第一医院和上海市第一人民医院麻醉科荣誉主任。1956 年成为我国第一位麻醉学教授,是卫生部和上海市高等教育局评聘的三级教授。同时他还担任上海医学院药理学和麻醉学教授及临床药理学研究所名誉所长的职务。

155. 谢荣教授在 20 世纪 50 年代的主要事迹?

谢荣,1946 年毕业于同济大学医学院,1947 年赴美国留学学习麻醉,1950 年回国后在北京大学医学院附属医院和协和医院组建了麻醉科,并担任北大医院麻醉科主任。20 世纪 50 年代初,我国的麻醉学专业几乎是空白,为培养专业人才,发展壮大队伍,谢荣教授于 1951 年在云南昆明举办地区性麻醉学习班,1953 年举办了第一个全国麻醉学习班,为学科发展奠定了基础。当年,来自全国各地的十余名学员,后来都成为知名专家和学科带头人。自 1956 年起,谢荣教授积极组织召开北京麻醉学术会议,筹备全国性麻醉学术会议。

156. 何人何时开创了中国静脉麻醉先河?

20 世纪 50 年代,谢荣教授留学归来,凭借在学习期间对药理的精准掌握,谢荣教授把普鲁卡因作为静脉诱导药。普鲁卡因原本是一种被认为入血即致死的局部麻醉药,但 1946 年被证明其在血液中的分解物有增强麻醉的作用。谢荣教授创造性地应用硫喷妥钠加上哌替啶和肌肉松弛药中和了普鲁卡因的"毒性",使它如同被拔去獠牙的猛兽乖乖供人驱使。无论诱导的平稳还是恢复的迅速,这种麻醉方式都远胜于当时的吸入麻醉。1951 年谢荣教授于北京大学医学院首创了普鲁卡因静脉点滴的全身麻醉方法,开创了静脉麻醉的先河。

157. 谢荣教授在临床麻醉方面的主要成就有哪些?

谢荣教授在我国将肌注硫喷妥纳基础麻醉用于小儿外科手术。1951 年,谢荣教授率先在我国将静脉普鲁卡因复合麻醉用于临床,并对其进行改进。此外,谢荣教授还在国内首先改进和应用连续硬膜外阻滞技术,扩大了适应证并提高了安全性。

158. 什么是复合麻醉?

复合麻醉(balanced anesthesia),又称平衡麻醉,指两种或两种以上的麻醉药物复合应用,其目的是发挥各自的优点,克服彼此的缺点或不足,取长补短,使麻醉易于控制,效果更为完善,使得不良反应减少。目前临床麻醉多采用复合麻醉以达到镇痛、镇静、肌肉松弛、抑制自主反射并维持生命体征稳定的目的。

159. 吴珏教授在 20 世纪 50 年代培养的麻醉医师主要有哪些?

吴珏教授创建中山医院麻醉科时,科室有 3 名医师(吴珏、董绍贤、方兆麟)和 2 名护士。董绍贤后辗转至重庆,成为中国西南地区麻醉学科奠基人。1952 年,应诗达大学毕业后分配至中山医院麻醉科工作,科室的进修医师中李德馨、金士翔以及曾跟随吴珏教授学习麻醉的王景阳,是其第一代弟子中的"三大弟子"。

160. 吴珏教授培养的其他麻醉医师主要有哪些？

慕名而来跟随吴珏学习麻醉的医师日渐增多，包括云南的况铣、四川的闽龙秋、湖南的徐启明、江西的龚胜连、广西的谭冠先、安徽的高玉华、新疆的尹极峰、福建的陈本禄、湖北的刘俊杰，都成为各地的麻醉学专家。

161. 何人何时首创小儿基础麻醉，使儿童患者可以安静地与父母分离？

1953 年，谢荣教授首创小儿肌注硫喷妥钠基础麻醉，使儿童患者可以安静地与父母分离，并使小儿全身麻醉更容易施行。同时谢荣教授还筹建了我国第一个麻醉学研究室，创办了第一个由麻醉科管理的 ICU，是中华医学会麻醉学分会唯一一位连任三届的主任委员。

162. 何人何时在中国首先应用环丙烷开展紧闭循环全身麻醉？

李杏芳于 1947 年自美国回到中国，主持仁济医院的麻醉工作，同时带回一台 Ohio 麻醉机、全身麻醉药如环丙烷、金属和橡胶气管导管以及各种麻醉穿刺针（如连续硬膜外穿刺针、腰椎穿刺针等）等，成功地在腹腔大手术中使用全身麻醉，为外科大手术患者提供了安全保障，完成了环丙烷紧闭循环全身麻醉。1957 年，李杏芳开展了对肌肉松弛剂导致呼吸抑制延长的探讨；1958 年，在国内首先应用氟烷吸入全身麻醉，并应用人工冬眠技术，在抢救钢铁工人邱财康这一国际首例大面积严重烧伤病例中发挥麻醉保障作用，最终手术取得成功。

163. 何人何地举办了我国第一个麻醉专业进修班？

1953 年，我国第一个麻醉专业进修班在北京举办。来自全国各地的 12 名学员，在谢荣的亲自指导下进行为期 3 个月的学习。其中部分学员，如郑方、史誉吾、徐守春等后来都成为各地临床麻醉学科的带头人。

164. 何人何时建立了中国第一个独立的麻醉学系？

吴珏于 1950 年回国。1954 年，中山医院和华山医院麻醉科组建成上海第一医学麻醉学教研室，吴钰教授任主任，方兆麟和徐振邦教授任副主任。1956 年吴珏教授成为我国第一位麻醉学教授。

165. 第一本临床麻醉专业中文教科书的书名及主编？

吴钰教授治学严谨，从医数十年，他先后发表各种论著百余篇，并于 1954 年亲自编写了《临床麻醉学》。1986 年及 2000 年美国麻醉学会等多家机构将吴教授的成就及贡献加以总结，并在主要麻醉杂志上刊登，称其为我国 20 世纪卓越的临床药理学家和临床麻醉学家，并推崇他为中华人民共和国麻醉学先驱者之一。

166. 20 世纪 50 年代北京市麻醉学术交流会的概况是什么？

1954 年起，谢荣在北京协和医院外科吴英恺教授的支持下，在麻醉医师赵俊的具体帮助下，开始组织北京市的麻醉学术交流会。交流会早期以外科学会名义组织，后期则由北大医院、协和医院、友谊医院和阜外医院麻醉科共同组织，每月或每季度组织一次。这一交流会在文革初期中断，后于 1973 年恢复。

167. 实施国内首例心脏二尖瓣闭式分离手术获得成功，以及国内首例实施低温下腹主动脉瘤切除同种移植术麻醉的是哪位医师？

李杏芳于 1914 年 2 月 4 日出生于湖南省长沙市。后就读于南京金陵女子大学医学院。1941 年赴美求学，1947 年回国，在上海仁济医院工作。1954 年 2 月 8 日，兰锡纯与李杏芳、黄铭新教授合作，为一位名叫王积德的患者，实施了全国第一例心脏二尖瓣狭窄症患者施行闭式分离术。同时李杏芳教授也是中国最早开展体外循环心脏手术麻醉的实践者之一，低温麻醉下行心脏大血管手术的先行者，更是中国首例肝脏移植麻醉和首例心脏移植麻醉的主要麻醉者。

168. 尚德延教授在 20 世纪 50 年代的主要工作有哪些？

1956 年春，当时的中央军委总后卫生部成立了解放军胸科医院，尚德延从兰州调任麻醉科主任。与此同时创建了动物实验室，为开展心脏直视手术、胸部大血管手术和重症肺部手术进行低温麻醉研究，使低温麻醉成功应用于临床。1956 年我国开展了首例低温麻醉下的肺手术，1957 年开展体表冰浴低温麻醉下的心内直视手术和大血管移植手术，低温麻醉手术进行了数百例均获得成功。

169. 尚德延教授在低温领域进行了哪些创新性研究？

尚德延教授在 20 世纪 50 年代对低温进行了多项深入研究，如研究常温、低温、深低温下心脏手术的心功能恢复和心脏复苏，以及低温、深低温的病理生理改变、低温下心室纤颤的预防和治疗，这些在当时的中国均为创举。同时，他在受控降压的病理生理学基础理论和临床应用方面也取得了很大成绩，这些对中国心脏外科的发展都有很大贡献，是新中国麻醉学成就的一部分。

170. 尚德延教授研制国产氧化亚氮的时间及过程？

1957 年,尚德延领导研究人员在实验室内首次研制成功了国产氧化亚氮(笑气),而后将此成果无偿转让给北京氧气厂,不久氧化亚氮正式投产。1958 年,尚德延到阜外医院麻醉科工作,除保留动物实验室外,尚德延又在科内建立实验室。麻醉科同时拥有动物实验室和实验室,在当时国内是首家。尚德延的基础和临床研究,对开展中国心脏直视手术起到了积极的推动作用。

171. 何人何时最早将人工冬眠疗法用于小儿中毒性痢疾,大大降低了患儿的发病率和病死率？

谭蕙英,1943 年毕业于云南大学医学院,1955 年毕业于法国巴黎医科大学,成为驻巴黎 FOCH 医院麻醉科医师,1956 年返回祖国,之后协助并开创首都医科大学附属北京友谊医院麻醉科。谭蕙英教授最早将人工冬眠疗法用于小儿中毒性痢疾,大大降低了患儿的发病率和病死率,并积极筹备组织我国麻醉学会的组建。谭蕙英教授与尚德延教授、吴珏教授、谢荣教授、李杏芳教授被公认为中国现代麻醉学创始人,完成了中国麻醉的起步和奠基阶段。

172. 20 世纪 50 年代,中国麻醉学科的整体发展概况如何？

20 世纪 50 年代,中国麻醉学科完成了奠基和初创阶段。其主要标志为在北京、上海及全国各大省会城市的大医院,都拥有了麻醉科或麻醉小组,拥有专职的麻醉医师,定期开展麻醉学术活动,并通过各种培训班或进修班等方式,进一步扩大麻醉从业人员的队伍。以上海为基地,仿制生产全身麻醉机,制造硬膜外及腰麻穿刺针、气管导管、喉镜、支气管导管、心电图机甚至体外循环机等麻醉设备与器材。此外,还生产各种麻醉药品,如乙醚、普鲁卡因、琥珀胆碱、箭毒等,初步满足了国内麻醉学发展的需要。

173. 中国最早的国产麻醉机品牌是什么？

中国最早的国产麻醉机品牌是"陶根记",是仿照国外 Ohio 麻醉机生产的。上海陶根记医疗器械工场建于 1949 年 9 月 1 日,20 世纪 50 年代初陶根记根据吴珏教授从国外带回来的 Heidbrink 麻醉机仿制循环紧闭麻醉机 103 型和 108 型等,后来陶根记医疗器械工场合并至上海医疗设备厂。20 世纪 80 年代以前我国使用的麻醉机的大多数是 103 型麻醉机。

174. 中国港台地区的麻醉学会分别成立于何时？

中国台湾地区的麻醉学会成立于 1956 年，中国香港麻醉学会成立于 1954 年。在过去的半个世纪中，香港麻醉学会致力于提升香港在麻醉领域的水准并获得国际认可。自 1996 年以来，SAHK 与香港麻醉科医学院紧密合作并积极举办学术年会。通过这些会议，SAHK 在国内外广为传播。学会每年都被澳大利亚麻醉科医师协会邀请参加澳大利亚全国学术大会。自 1994 年以来，SAHK 参与内地的会议并和内地代表交流。

175. 何人何时首次将血气分析技术应用于我国临床麻醉和危重症抢救中？

1960 年，李德馨教授在国内首先将深低温自肺循环体外循环术用于临床心内直视手术，是国内唯一临床应用成功的案例。1962 年初，李教授应用头部选择性重点降温与脱水综合疗法，成功复苏了一名心跳骤停超过 10 分钟的患者。1962 年，李德馨教授将血气分析技术首次在临床麻醉和危重症抢救中进行应用，并提出爆发性肺水肿和继发性纤溶是心脏复跳后导致预后不佳的两大难点。

176. 针刺麻醉在 20 世纪 60 年代的主要进展有哪些？

1960 年，我国针刺麻醉首次成功地应用于肺切除术，1965 年针刺麻醉的临床工作得以推广，1966 年卫生部在上海召开了第一次全国针刺麻醉工作会议，使针刺麻醉的成就得到肯定，从此，针麻镇痛便在全国范围内开展起来。1979 年，在北京召开的全国针灸针麻学术讨论会上，对 20 世纪 50 年代以来针麻镇痛的临床应用范围和机制研究做了总结，如针麻的有效率、有效的针麻疾病谱，并为针麻研究和发展制定了总规划。

177. 第一次全国麻醉学术会议的时间及地点？

20 世纪 50 年代，全国各地不断举行麻醉学习班并培养麻醉专业骨干。据 1960 年统计，共举办学术报告会 50 次，每次参会 30～40 人。1964 年 5 月，在南京召开了第一次全国麻醉学术会议，全国各省市、自治区 100 多名代表出席了会议。

178. 全国第一次麻醉会议的主要内容是什么？

1964 年 5 月，在南京举行第一次全国麻醉学术会议，会议系统回顾了中国麻醉学的发展和成就，包括呼吸生理学的研究、休克、心脏骤停和复苏的治疗。各类大手术和心、脑等禁区手术也在麻醉处理先行突破下，在临床上成功开展。此外，麻醉还跨出手术室,对心跳骤停所致的脑损伤复苏走出一条应用头部重点低温脱水综合疗法为主的行之有效的道路;胸外心脏按压在国内于 1954 年即已开始应用,先于国外(1960 年)的报道,并在会上得以进一步普及。

179. 20 世纪 50 年代中国麻醉学者的学术活动有哪些?

早在 20 世纪 50 年代,谢荣、尚德延、吴珏、王源昌、金士翱、李德馨、谭蕙英、靳冰等就分别在北京、上海、天津、武汉、南京等地开始以短期学习、进修等形式,为我国培养了一批麻醉专业骨干,成为各地区的学科带头人。在此期间,谢荣主编的《麻醉学》和吴珏主编的《临床麻醉学》相继出版,对我国麻醉专业的发展和年轻麻醉队伍的成长都起到重要的推动作用,各地区的学术交流也广泛开展。

180. 20 世纪 50 年代中国的麻醉学著作及期刊情况?

20 世纪 40 年代以前,中国还没有正式的麻醉教科书,更没有麻醉方面的期刊,因为麻醉学是外科的一个分支,而不是一个独立的专业,大多数的研究论文都发表在外科杂志上。20 世纪 50 年代出版的两本书在中国麻醉学的发展和从业人员的培训中发挥了重要作用。吴珏(上海)编著了我国第一本中文麻醉学专著《临床麻醉学》,并于 1959 年更新为第二版。谢荣于 1959 年主编出版了《麻醉学》。

181. 20 世纪 60 年代前,新中国的麻醉学教授有哪些?

吴珏是新中国第一位麻醉学三级教授,其他三位麻醉学正教授分别为尚德延、李杏芳和谭蕙英。当时能招收临床麻醉学研究生的教授为谢荣、吴珏和尚德延。1964 年,吴珏在上海招收第一批临床麻醉学研究生庄心良、蒋豪。尚德延招生的学生为邓硕曾。

182. 李德馨教授在 20 世纪 60 年代的麻醉贡献有哪些?

1962 年,李德馨应用头部选择性重点降温与脱水综合疗法对一例心跳骤停超过 10 分钟的患者脑复苏获得成功,并在其后两年中,有 8 例成功经验。其关于脑复苏的经验体会和设想,在第一次全国麻醉学术会议和 1977 年科学大会专题报告上受到广泛重视,并开始在全国推广。李德馨教授钻研血气分析酸碱平衡仪器的操作、理论基础和临床应用,指导呼吸衰竭的监测和治疗,成绩卓著,使许多严重一氧化碳中毒、大剂量有机磷(或安眠药)中毒和挤压伤合并呼吸衰竭的患者得以及时和合理地应用机械通气而获救。

183. 我国何时发明第一台空气麻醉机？

20 世纪 60 年代，因适应战备需要，第二军医大学第一附属医院王景阳教授研制出国内第一台空气麻醉机，即 106 型空气麻醉机。空气麻醉机属于半开放式麻醉，可应用乙醚麻醉，呼吸囊用于手控呼吸，在无氧环境下急救应用十分方便。

184. 尚德延教授在 20 世纪 70 年代招收的研究生主要有哪些？

尚德延教授从 1964 年开始招收研究生，最早的入门弟子邓硕曾受文革影响，于 1978 年重回门下，与师弟李立环、何荣泉同窗共读。1979 年，尚德延招收的两名研究生为岳云、薛玉良。

185. 针刺麻醉的发明年代及历史背景？针刺麻醉为何轰动世界？

针刺麻醉出现于 20 世纪 50 年代，是我国中医工作者的首创，是我国现代医学中的重要成就之一，它兴起于 60 年代，盛行于 70 年代。1958 年 8 月 30 日，上海市第一人民医院完成了新中国的第一例针刺麻醉手术。1971 年，新华社首次向全世界宣布了中国的这一伟大成就。该消息的发布，推动了我国的针刺麻醉研究和应用的热潮，也使中国的传统医学走向国际舞台，在国外产生了重要的、深远的影响。1971 年 8 月 20—24 日，美国著名记者詹姆斯·赖斯顿在上海观察了多起针刺麻醉的操作，并在美国媒体上对中国针刺麻醉做了详尽的报道。1972 年，美国总统尼克松访华期间，亦惊叹于针刺麻醉的神奇。

186. 何人何时创作了油画《针刺麻醉》？

1972 年，画家汤沐黎创作的油画《针刺麻醉》细致地描绘了针刺麻醉手术的场景。汤沐黎用写实的油画表现手法，将这一手术麻醉过程展现在观众面前。作品的笔法硬朗，使人仿佛能够感受到手术的紧张。1980 年该作品被中国美术馆收藏，并经常在本馆展出，曾被北京及全国多家报纸杂志发表。1976 年 4 月 9 日，中国邮政部发行了一套《医疗卫生科学新成就》特种邮票，全套邮票共 4 枚，其中第一枚就是《针刺麻醉》。

187. 1974 年上海人民出版社出版了一本有关麻醉科医师的连环画，书名是什么？

1974 年，上海人民出版社的连环画《无影灯下颂银针》，讲述了青年麻醉科医师李志华不怕风险,敢于实践,在为钢铁工人杨师傅医治心脏病时,大胆提出采取针刺麻醉的手术方案。李医师在党支部和工宣队的支持下,深入学习针刺麻醉的经验,冒着刺破胸膜的危险,在自己身上试针,为开刀准备了条件。最终在其他医务工作者的密切配合下,用针刺麻醉的方法对老杨师傅进行了成功的手术,终于根治了老杨师傅的心脏病。

188. 针刺镇痛与针刺麻醉的关系是什么?

20 世纪 50 年代后期至 60 年代,我国麻醉工作者根据传统医学中针刺镇痛原理,研究针刺麻醉;70 年代初研究中药洋金花(曼陀罗花)等与丙嗪类药物复合的中药麻醉,有一定的镇痛和麻醉作用,但是这些方法尚达不到现代麻醉的要求,有待继续研究,但是针麻研究促进了我国疼痛生理的研究,取得了较多的研究成果。

189. 是谁首先在中国宣称"没有 1 例终末期死亡是麻醉并发症造成的",并首先提出"军事外科医师必须在麻醉科中强制轮换 1 个月"的教育理念?

尚德延在教学工作期间,当时的医研组调集了志愿军各军和分部医院的外科军医成立了军医队,分组到各科轮转,也到麻醉科轮转一个月。尚德延和王伦辉给他们讲解麻醉的基础知识,郑斯聚等负责辅导他们实际操作,使他们初步掌握半开放滴给法、腰椎麻醉以及麻醉机的使用,并初步了解气管内插管的操作过程。

190. 何人何时开展了我国首例肝脏移植和首例心脏移植手术麻醉?

1977 年 10 月,中国第一例肝移植手术在上海瑞金医院成功实施,林言箴教授主刀,时任瑞金医院麻醉科主任的李杏芳教授团队出色地完成了麻醉任务,术后患者的存活时间达到了当时世界先进水平。1978 年 4 月,上海瑞金医院又一次创造历史,在胸外科张世泽教授的带领下,成功实施同种原位心脏移植手术,李杏芳教授又一次率领麻醉团队保驾护航,这是中国首例心脏移植手术,也是亚洲第一例。在克服术后休克、排异反应、细菌感染等难关后,患者最终存活了 109 天。

191. CSA 的创办时间及创建者有哪些?

1979 年 8 月 22 日,在哈尔滨市召开第二次全国麻醉学术会议,300 余名代表参加会议并进行学术交流。经过充分协商,会上宣布选举首届麻醉学会委员会,这也标志着中华医学会麻醉学分会的正式成立。会议选出常务委员 7 人,尚德延担任主任委员，吴珏、谢荣为副主任委员，聘请赵俊为秘书。

192. 中国代表首次参加国际性麻醉学术会议的时间及人物？

20世纪50年代末到60年代中期，尚德延教授曾应邀赴苏联、波兰、巴基斯坦、越南等国出席国际学术会议或协助开展心血管手术。1981年，谢荣教授赴德国参加第七届世界麻醉学会议，这是中国代表第一次参加国际性麻醉学术会议。

（王钟兴　张　军　薄禄龙）

参考文献

［1］　Beecher HK，Todd DP. A study of the deaths associated with anesthesia and surgery：based on a study of 599，548 anesthesias in ten institutions 1948 - 1952，inclusive［J］. Ann Surg，1954，140：2 - 35.

［2］　Grodzinsky E.，Sund Levander M.（2020）History of the Thermometer. In：Grodzinsky E.，Sund Levander M.（eds）Understanding Fever and Body Temperature［J］. Palgrave Macmillan，Cham. https：//doi. org/10. 1007/978 - 3 - 030 - 21886 - 7 - 3.

［3］　Morris L E. Fluroxene［M］. Springer Berlin Heidelberg，1972.

［4］　傅润乔. 氯普鲁卡因临床麻醉的发展与现状［J］. 麻醉与监护论坛，2005，12（1）：4.

［5］　Schroeder KM，Sites BD，Narouze S. ASRA Pain Medicine：an established society with an updated vision［J］. Reg Anesth Pain Med. 2021，46（12）：1029 - 1030. doi：10. 1136/rapm - 2021 - 103137.

［6］　Tobe M，Suto T，Saito S. The history and progress of local anesthesia：multiple approaches to elongate the action［J］. J Anesth，2018，32（4）：632 - 636. doi：10. 1007/s00540 - 018 - 2514 - 8.

［7］　Brain AI. The development of the Laryngeal Mask—a brief history of the invention，early clinical studies and experimental work from which the Laryngeal Mask evolved［J］. Eur J Anaesthesiol Suppl，1991，4：5 - 17.

［8］　Tan SY，Davis CA. Virginia Apgar（1909 - 1974）：Apgar score innovator［J］. Singapore Med J，2018，59（7）：395 - 396. doi：10. 11622/smedj. 2018091.

［9］　Berthelsen PG，Cronqvist M. The first intensive care unit in the world：Copenhagen 1953［J］. Acta Anaesthesiol Scand，2003，47（10）：1190 - 1195. doi：10. 1046/j. 1399 - 6576. 2003. 00256. x.

［10］　Severinghaus JW. The invention and development of blood gas analysis apparatus［J］. Anesthesiology，2002，97（1）：253 - 256. doi：10. 1097/00000542 - 200207000 - 00031.

［11］　Le Daré，Pelletier R，Morel I，Gicquel T. Histoire de la kétamine：une molécule ancienne qui a toujours la cote ［History of Ketamine：An ancient molecule that is still popular today］. Ann Pharm Fr，2022，80（1）：1 - 8. French. doi：10. 1016/j. pharma. 2021. 04. 005.

[12]　Glen JB. Try，try，and try again：personal reflections on the development of propofol[J]. Br J Anaesth，2019，123（1）：3 - 9. doi：10. 1016/j. bja. 2019. 02. 031.

第四章

当 代 麻 醉 史

第一节　外国当代麻醉史

1. 布比卡因安全问题带来何种影响？

　　1979 年，Albright 在《麻醉学》(*Anesthesiology*)上发表的一篇社论引起了人们对于使用局部麻醉剂布比卡因和依替卡因相关的 6 起心脏骤停病例的关注。很快又有几起产科使用 0.75％布比卡因有关的案件被报道，且多是致命的。1983年，美国 FDA 禁止在产科使用 0.75％的布比卡因溶液。这些案例促进了硬膜外麻醉试验剂量的推荐以及增量给药方法的推进。研究表明，布比卡因影响心肌细胞中的电压门控钠通道，但确切的机制尚待确定。

2. 第一台 AED 是何时出现的？

　　AED 能对患者的心律失常进行分析，并检测室颤和无脉性室速，完成放电除颤。1979 年第一台 AED 问世。1986 年第一台带有微处理器的自动体外除颤器(AED)诞生，该 AED 使用三个连续的固定的 180 J 单相波放电。

3. 中国麻醉与世界麻醉医师联盟(WFSA)的交流和融入的历史事件有哪些？

　　1980 年，谢荣教授带队赴德国汉堡召开第七届世界麻醉学医师大会，这是我国麻醉专家第一次参加世界性麻醉学术会议。2004 年，中华医学会麻醉学分会正式加入世界麻醉医师学会联合会(WFSA)。2008 年，熊利泽教授担任世界麻醉医师学会联合会常务理事和亚澳区秘书长，2014 年担任世界麻醉医师学会联合会亚澳区主席，此后有更多的中国学者在 WFSA 任职。2016 年，WFSA 主办的世界麻醉医师大会(WCA)在香港举办。

4. 维库溴铵与阿曲库铵的发现及特点如何?

20 世纪 80 年代共发布了 5 种新的肌肉松弛剂,只有 2 种留存下来了。在 1980 年发布的维库溴铵具有与潘库溴铵相同的效力,但作用时间只有潘库溴铵的一半。维库溴铵可以通过肝脏和肾脏的双重消除。新型的肌肉松弛药阿曲库铵出现后,因其通过血浆和组织中的霍夫曼降解,不易蓄积而受到欢迎。然而,该药物会导致组胺释放,从而引起低血压和心动过速,临床应用需谨慎。

5. 右美托咪定是何时被发现的?

α_2-肾上腺素受体激动剂右美托咪定是在 20 世纪 80 年代后期开发的,并在 90 年代继续被批准用于人体。1988 年,Vickery 等人表明它降低了狗的麻醉需求(MAC),如果给予足够的剂量,可以用于单独麻醉。此外如 20 世纪 90 年代后期文献提示,它还能降低心率,可以保护患有冠状动脉疾病的患者心脏免受缺血性损伤。

6. 气道管理工具的进展过程是怎样的?

20 世纪 80 年代初期,Roger Bullard 推出了一种刚性光纤插管喉镜。1982 年,Hiroshi Inoue 发明了"Univent"管,这是对 Macintosh 于 1935 年描述的支气管阻塞器和气管插管的一次性改造。1987 年,奥地利的 Frass 及其同事发明了"Combitube",Mizus 发明了管式交换器,Mizus 气管内导管更换闭塞器(METTRO),于 1990 年被库克交换器取代。池田和朝日公司开发了一种灵活的视频内窥镜。

7. 疼痛治疗的进展有哪些?

1980 年,MGH 和 Shriners 烧伤研究所成立了"疼痛计划",主要研究烧伤儿童的疼痛。结果导致对烧伤儿童疼痛获得了更多认识——可以在移植过程中使用皮下利多卡因和肾上腺素。1983 年,Clifford Woolf 证实在受伤前给予脊髓麻醉可以防止中枢敏化。1984 年,Cousins 和 Mather 发表了一篇关于鞘内和硬膜外阿片类药物的综述,成为文献中引用最多的麻醉论文。1988 年,Brian Ready 报道了第一个正式成立的急性疼痛服务组织(APS)。

8. 七氟烷是何时进入临床的?

20 世纪 60 年代,罗斯·特雷尔(Ross Terrell)合成了七氟烷。其后 20 年间七氟烷因为在碱石灰中的不稳定等原因被搁置,没有更进一步的应用。直至 1981 年,Duncan Holiday 报道七氟烷在志愿者中能够迅速而平稳地进行麻醉诱导。此后日本丸石制药公司从百特公司购买了七氟烷的使用权,经过进一步研究,于 1990 年将七氟烷推向日本市场,并取得了成功。随后丸石公司在 1992 年授权于雅培实验室。1993 年,雅培推出了七氟烷。

9. "TCI"设备是何时出现的?

德国药理学家 Ekkehard Krüger-Thiemer 在 20 世纪 60 年代设计了药物吸收的数学模型。波恩的麻醉医师和数学家 Helmut Schwilden 于 1981 年开发了一种药代动力学模型以实现目标血浆浓度。随后,波恩的麻醉医师与同事一起开发了一种名为 CATIA(计算机辅助静脉麻醉滴定)的可编程输液泵。这是第一个"目标控制输注"或"TCI"设备。20 世纪 80 年代早期到中期,科学家们围绕麻醉药的药代动力学开展了大量的研究。1990 年,Gavin Kenny 和格拉斯哥的同事基于研究的信息开发了一种 TCI 设备,于 1993 年应用于商业。

10. TIVA(全凭静脉麻醉)何时提出?

1934 年硫喷妥钠被应用于临床麻醉,标志着现代静脉麻醉的开始。1981 年,Schwilden 等人推出了计算机辅助滴定静脉麻醉和第一个"靶控输注"(TCI)技术。起效快、持续时间短的静脉麻醉药(尤其是丙泊酚和瑞芬太尼)的应用推动了全凭静脉麻醉(TIVA)的发展。从 20 世纪 80 年代后期开始,基于药代动力学的计算机控制设备来进行的镇静和 TIVA 技术越来越普及。

11. 三种"昙花一现"的肌肉松弛剂是哪几种?

1984 年,John Savarese 推出了米库氯铵,其作用时间短,和琥珀胆碱一样是由血浆胆碱酯酶水解。它的起效时间是琥珀胆碱的两倍,同时它的作用时间也是琥珀胆碱的两倍。多司库铵和哌库溴铵也在 20 世纪 80 年代发布,但与维库溴铵和阿曲库铵相比没有优势,也未能找到其应用的市场。

12. *APSF Newsletter* 中文版的创刊背景是什么?

麻醉患者安全基金会(the Anesthesia Patient Safety Foundation,APSF)成立

于 1985 年,是世界上第一个以"患者安全"及"麻醉患者零伤害"为目标的组织。2017 年 10 月 ASA 年会期间,CSA 主任委员熊利泽教授与 APSF 主席 Mark A. Warner 会晤,达成了出版 *APSF Newsletter* 中文版的合作协议,目标是继续改善围术期患者安全教育。此后在 Steven Greenberg 教授、张惠教授、彭勇刚教授以及黄建宏教授的共同努力下,*APSF Newsletter* 中文版于 2018 年 5 月正式出版。

13. 经食管超声心动图何时进入手术室?

20 世纪 80 年代中期,二维经食管超声心动图被引入心脏手术室。心脏病专科医生首先采用了这项技术,麻醉医师很快也在临床使用了该项技术。

14. 什么是哈佛监测标准?

哈佛监测标准由哈佛风险管理委员会在 1986 年 8 月发表于《美国医学会》杂志上的调查建议中提出。该标准建议手术过程中麻醉医师必须一直在场,至少每隔 5 分钟测量和记录一次心率和血压。建议连续监测通气和循环,连续监测心电图,连续监测(具有警报功能)气体输送中的氧气浓度,并在机械通气期间使用呼吸回路断开警报。温度监测也是必要的。

15. 地氟烷是何时进入临床的?

为方便进行日间手术,Anaquest 在 20 世纪 80 年代推出了地氟烷。1988 年地氟烷首次应用于临床。尽管地氟烷的制造过程困难且昂贵,需要一个全新的蒸发器,且气道刺激性较大,但其具有较长的专利寿命,比七氟烷更稳定且溶解度更低,其代谢产物可以忽略不计。1992 年,地氟烷获批正式上市。

16. 喉罩是如何发现的?

自从 Hewitt 于 1908 年引入口腔气道以来,经过多年的发展,英国麻醉医师 Archie Brain 推出了第一个全新的气道设备。通过使用和修改橡胶鼻罩以紧密贴合喉部入口,并将面罩连接到管子上,他开发了喉罩气道并于 1988 年推向市场(美国为 1992 年,由于 FDA 批准延迟)。此后,喉罩采用一次性 PVC 制成,并已被证明可以彻底改变呼吸道管理,在很大程度上消除了"面罩麻醉",同时增加了处理困难气道问题的设备。

17. 二氧化碳监测何时开始的？

1978年，荷兰可能是第一个推荐所有接受机械通气患者进行二氧化碳测量仪进行呼吸监测的国家。20世纪80年代末，带有波形显示的二氧化碳测量仪，无论是侧流还是主流都很容易获得，目前二氧化碳已成为麻醉常规监测参数。

18. 多模式镇痛何时提出？何时引入中国？

1989年，丹麦 Hvidovre 大学医院的 Henrik Kehlet 首次提出"多模式镇痛""平衡镇痛"的概念。我国2017版《成人手术后疼痛管理专家共识》首次指出多模式镇痛是术后镇痛，尤其是中等以上手术镇痛的基础。

19. 超声技术何时进入麻醉临床工作？

1978年，LaGrange 及其同事率先发表了超声用于周围神经阻滞的报道，Ting 和 Sivagnanaratnam 于1989年报道了在腋路臂丛神经阻滞中使用超声定位并实时观察局部麻醉药扩散的方法。自20世纪90年代起，国际上有多个团队研究和拓展超声成像在局部麻醉中的应用。近10年来，超声引导神经阻滞蓬勃发展，中国麻醉医师在超声引导区域麻醉研究上做出自己的贡献，在国际上报道了一些新的超声引导周围神经阻滞入路，拓展了周围神经阻滞的临床用途。

20. 非麻醉性镇痛药何时用于临床？

非麻醉性镇痛药以曲马多为代表，20世纪60年代在德国合成，于80年代用于临床，镇痛作用为吗啡的1/10，无呼吸抑制或成瘾性等特点，适用于中度疼痛患者。近20年来环氧化酶-2（COX_2）抑制剂已经广泛逐渐应用于围术期镇痛。

21. 罗库溴铵是何时进入临床的？

虽然琥珀胆碱起效快且效果确切，但它会导致肌肉酸痛、钾离子释放增加，以及假性胆碱酯酶缺乏的患者作用时间延长，于是人们还在探索更好的肌肉松弛剂。欧加农首次合成了罗库溴铵，并于1989年报道了它在动物实验中的应用。一年之内，又发表了人体试验结果，并于1994年将其用于临床。与当时的常用药物维库溴铵相比，罗库溴铵的起效时间更短。

22. 丙泊酚是何时进入临床的？

经过大量寻找适合静脉注射的载体后，丙泊酚于1986年首次在新西兰推出。

因为其降解速度快,术后恶心和呕吐的发生率较低,并且能抑制上呼吸道反射,因此取代了硫喷妥钠。但直到 1989 年,丙泊酚才在美国获得 FDA 的批准。

23. 自体血回输有哪些进展?

自体血回输开始于 1818 年的英国。20 世纪 30 年代第一个血库建立后开始提倡术前储备自体血。自体输血有三种方式:术前自体血储备(PAD)、急性等容血液稀释(ANH),术中、术后失血回输。PAD 在一些择期手术中,如全关节置换术,已经作为一种被广泛使用的标准方法。在 1992 年,美国的自体输血量便已超过总输血量的 6%。

24. 世界麻醉医师学会联合会(WFSA)的期刊是什么?

在 Roger Eltringham 的协助下,Iain Wilson 于 1992 年创立并编辑了在线期刊 *Update*,该期刊随后被 WFSA 采纳为官方期刊。该杂志旨在在整个发展中国家传播麻醉科学和安全实践的知识,其编辑现在是 WFSA 出版委员会的成员,现任主编为 Bruce McCormick。

25. IARS 与 WFSA 的关系如何?

国际麻醉研究协会(International Anesthesia Research Society,IARS)是一个非政治性、非营利性的医学组织,成立于 1922 年。IARS 为建立世界麻醉医师协会联合会(WFSA)提供了秘书和财政援助,并选举 Harold Griffith(IARS 董事会主席)为第一任 WFSA 主席,同年 Griffith 主持了在荷兰斯海弗宁根举行的第一届世界麻醉大会(WCA)。

26. 顺式阿曲库铵是何时进入临床的?

Burroughs Wellcome(现在的葛兰素史克)制造了速效肌肉松弛药阿曲库铵。然而,阿曲库铵会导致组胺释放引起类过敏反应,其立体异构体顺式阿曲库铵则能避免这一不良反应。1995 年已有顺式阿曲库铵的剂量和肌肉松弛恢复特性的相关报道,此后不久使用于临床。与阿曲库铵一样,顺式阿曲库铵的消除不需要依赖肾功能或肝功能,而是依赖于霍夫曼水解,因此应用于临床的安全性更高。

27. 罗哌卡因是何时引入临床的?

药理学家 Bo af Ekenstam 在 20 世纪 60 年代引入了甲哌卡因和布比卡因。罗哌卡因于 1995 年推出。这三种药物均在瑞典医院进行了测试。罗哌卡因是一种 S(—)对映异构体,其效力比布比卡因稍弱,有关这些化合物相对心脏毒性的大量文献表明,S(—)对映异构体的毒性也略低。

28. 麻醉输送装置(ADU)何时出现的?

Engstrom(后来的 Datex-Engstrom 和通用电气)于 1995 年发布了麻醉输送装置(ADU),其中包含了一种新形式的可变旁路蒸发器,由计算机控制。计算机控制模块与麻醉槽分开。前者被编程为处理任何麻醉剂(包括地氟烷),而后者(集液槽)专用于麻醉剂。根据药剂监测器的反馈,计算机控制的流量被调整以提供麻醉机上拨出的药剂浓度。任何麻醉剂,包括地氟烷,都可以与这种可变旁路蒸发器一起使用。

29. 瑞库溴铵的短暂出现是在什么时期?

罗库溴铵和顺式阿曲库铵都不是完美的肌肉松弛药,两者都无法像琥珀胆碱那样迅速产生肌肉松弛作用。1999 年,欧加农报告了一种具有这些特性的药物即瑞库溴铵的合成,数百名患者的初步使用取得了可喜的结果。不幸的是,当数十万患者接受瑞库溴铵治疗时,少数(尤其是儿童)出现了严重的支气管痉挛,因此 2001 年瑞库溴铵退出市场。

30. 舒更葡糖钠(sugammadex)何时出现?

2000 年左右,欧加农研发了一种全新的方法来逆转神经肌肉阻滞。舒更葡糖钠通过“包围”肌肉松弛药分子(特别是罗库溴铵),可以使肌肉松弛剂的作用失活。舒更葡糖钠的最大优势是能够立即拮抗深肌肉松弛,包括快速序贯诱导后的神经肌肉阻滞。然而,与瑞库溴铵一样,舒更葡糖钠也会引起超敏反应,在全世界大部分地区都有售,2017 年 4 月 26 日国家食品药品监督管理总局(CFDA)正式批准舒更葡糖钠在中国上市。

31. 美国华人麻醉学会成立发展史有哪些?

2002 年 12 月 7 日,十个美国华人麻醉医师在一次会议上相识,他们确立了建立一个专业学术组织的共同目标。经过努力,美国华人麻醉医师学会(Chinese

American Society of Anesthesiology)于 2003 年 2 月 9 日正式成立,王海明博士当选第一任会长。现任会长是美国路易维尔大学黄佳鹏教授。多年来,CASA 与国内麻醉学术组织进行了丰富深入的交流和互动。2019 年 CASA 与新青年麻醉论坛签署了长期合作协议,旨在共同促进中美在麻醉学及其他相关学科的交流、合作和共同提高。

32. 中华医学会麻醉学分会(CSA)何时加入 WFSA?

2004 年 9 月,WFSA 代表大会在巴黎召开,中华医学会麻醉学分会(CSA)和 WFSA 正式签署了谅解备忘录(MOU),重新确立了 CSA 为 WFSA 会员国的地位。双方约定中华医学会麻醉学分会列入"中国"项下,"台湾麻醉学会"列入"中国台北"项下,"香港麻醉学会"列入"中国香港"项下。

33. 世界华人麻醉医师协会何时成立?

世界华人医师协会麻醉科专业组简称世界华人麻醉医师协会(World Association of Chinese Anesthesiologists,WACA)。世界华人医师协会于 2014 年 9 月 21 日在澳门成立,是由 13 个国家/地区的华人医学团体共同发起组成的国际性、学术性、非营利性社会组织。世界华人医师协会麻醉科专业组于 2017 年 6 月加入世界华人医师协会。世界华人麻醉医师协会第一届主席是美国弗吉尼亚大学左志义教授,WACA 第一届科学年会于 2018 年 9 月 20 日在山东省青岛市召开。

34. 国际华人麻醉学院成立于什么时间?

国际华人麻醉学院(International Chinese Academy of Anesthesiology,ICAA)最早是由多位致力于促进中外麻醉学发展交流的学者们发起的一个非营利性学术组织,于 2012 年 4 月 15 日正式成立,总部设立在美国宾法尼亚州费城。近年来 ICAA 与国内学术机构和医院紧密合作,开展多维度临床思维和技能培训。

35. 当代关于婴幼儿接受全身麻醉是否影响神经发育的观点是什么?

尽管 2017 年美国 FDA 基于前期研究在新英格兰杂志发文,提出"在 3 岁以下儿童或在妊娠最后 3 个月的妇女中,多次或长时间使用全身麻醉和镇静药物,可能会影响孩子大脑发育",但随后的大规模临床研究证实:短小单一的全身麻醉(不足 1 小时)一般不会影响儿童的神经发育,不会导致其长期的神经认知或行为缺陷;多次麻醉暴露可能会引起处理速度及精细运动能力等发育迟缓,但不应因全身麻醉暴露引起的微弱神经发育异常而推迟必要的手术治疗。

36. 哪一位麻醉药物的发明者获得 2018 年拉斯克奖?

英国 John Glen 博士由于研发丙泊酚并使之成为应用最广泛的麻醉剂而获得 2018 年拉斯克奖(Lasker Awards),该奖项是美国最具声望的生物医学奖项。

37. 国际会议交流平台有哪些推荐?

浦江国际麻醉与危重病论坛(Pujiang International Forum in Anesthesia & Ctrical Care,PIFAC),由上海交通大学医学院附属仁济医院麻醉科承办,多家国际知名院校共同主办的国际麻醉危重病盛会;中华医学会麻醉学分会全国年会和中国医师协会麻醉学医师分会全国年会由中华医学会麻醉学分会、中国医师协会麻醉学医师分会主办,每年举办一次,是全国麻醉学学术年会;国际脑血流与脑代谢协会(ISCBFM)大会,由国际脑血流和代谢学会(ISCBFM)主办。

38. 国外麻醉专业期刊有哪些?

《麻醉学》(Anesthesiology)是麻醉领域顶级期刊;《麻醉与镇痛》(Anestheia & Analgesia)是国际麻醉研究协会的官方期刊;《临床麻醉杂志》(Journal of Clinical Anesthesia)关注麻醉临床研究;《英国麻醉学杂志》(British Journal of Anaesthesia)、《神经科学前沿》(Frontiers in Neuroscience)是神经科学领域知名期刊;《脑血流与代谢杂志》(Journal of Cerebral Blood Flow & Metabolism)是国际脑血流与代谢学会(International Society for Cerebral Blood Flow & Metabolism)的官方期刊;《中风》(Stroke)是神经科学研究领域的老牌顶级期刊;《神经药理学》(Neuropharmacology)杂志专注于神经科学领域高质量原创研究;神经科学领域杂志还包括《CNS 神经科学与治疗学》(CNS Neuroscience & Therapeutics)等。《重症医学》(Critical Care Medicine)专注于危重病医学领域中高水平研究;《疼痛》(Pain)是国际疼痛研究协会的官方期刊,专注于疼痛的性质、机制和治疗的原创研究。

(杨立群　肖　洁　杨谦梓　杨瑜汀　王宏伟)

第二节 中国当代麻醉史

39. 中华医学会麻醉学分会(CSA)何时成立？

中华医学会麻醉学分会(CSA)于 1979 年 8 月 22 日正式成立。

40. 中华医学会麻醉学分会(CSA)的宗旨是什么？

团结组织广大医学科学技术工作者,遵守国家宪法、法律和法规,执行国家发展医学科技事业的方针和政策。崇尚医学道德,弘扬社会正气。坚持民主办会原则,充分发扬学术民主,提高医学科技工作者的业务水平,促进医学科学技术的繁荣和发展,促进医学科学技术的普及和推广,促进医学科学技术队伍的成长和提高,促进医学科技与经济建设相结合为我国人民的健康服务,为社会主义现代化建设服务。

41. CSA 的历任主任委员分别由哪些专家担任？

第一任：尚德延；第二任：谢荣；第三任：谢荣；第四任：谢荣；第五任：金清尘；第六任：罗爱伦；第七任：罗爱伦；第八任：李树人；第九任：吴新民；第十任：于布为；第十一任：刘进；第十二任：熊利泽；第十三任：黄宇光。

42. CSA 何时开展国际交流,其中与国际接轨的标志性事件有哪些？

20 世纪 80 年代,以北美"德尔格"麻醉机和安氟醚等现代吸入麻醉药为代表的国际先进麻醉设备和药品器械开始进入中国,标志着中国麻醉界对外界的开放。在时任主任委员谢荣教授的领导下,中华麻醉学会和日本临床麻醉学会建立了正式的学术联系,中国麻醉专家也开始逐步参与国际上的学术会议。

43. 国内麻醉研究生教育何时开展及其现状？

国内于 20 世纪 60 年代初期开始尝试麻醉研究生的培养,由于当时的社会原因,大多数学生未能完成学业,只有中山医院吴珏教授的两位学生庄心良教授和蒋豪教授完成了学业。1981 年,谢荣教授主持的北大医院麻醉科被授予全国第一个麻醉博士研究生培养点。截至 2020 年,国内招收麻醉硕士研究生的院校有 60 多所,而具有麻醉学博士授权的高校共 52 所,其中上海交通大学、浙江大学、北京协和医学院、复旦大学和北京大学排名前 5。

44.《国际麻醉学与复苏杂志》于何时何地创刊?

《国际麻醉学与复苏杂志》是由中华人民共和国国家卫生和计划生育委员会(原中华人民共和国卫生部)主管、中华医学会主办,徐州医科大学为第二主办单位的学术性期刊,创办于 1980 年。

45. CSA 的机关刊物是哪本杂志?何时创刊,历任主编是哪些教授?

CSA 的机关刊物是《中华麻醉学杂志》,于 1981 年创刊。历任主编为:第 1~4 届:谢荣;第 5~6 届:金清尘;第 7~10 届:罗爱伦;现任:熊利泽。

46.《中华麻醉学杂志》于何时何地创刊?

《中华麻醉学杂志》创刊于 1981 年,是由中国科学技术协会主管,中华医学会主办的麻醉学专业学术期刊。

47.《中华麻醉学杂志》的办刊宗旨是什么?

《中华麻醉学杂志》的办刊宗旨是:贯彻中国共产党和中国的卫生工作方针政策,贯彻理论与实践、普及与提高相结合的方针,反映中国麻醉学科临床、科研工作的重大进展,促进中国国内外麻醉学学术交流。

48.《临床麻醉学杂志》于何时何地创刊?

《临床麻醉学杂志》是由南京市卫生局主管、中华医学会南京分会主办的学术性期刊,创刊于 1985 年 3 月。

49. 我国举办的第一届国际性麻醉学术会议是什么?

1986 年,由 26 个国家参与的"北京国际麻醉学术讨论会"在北京召开。在参会代表中,中国代表 150 人,外宾 124 人,其中包括时任世界麻醉医师联合会主席、秘书、司库等重要负责人,及美国著名麻醉专家 Miller 教授等著名国际专家。会议工作语言为英语,这是我国举办的第一届国际性麻醉学术会议。

50. 中国麻醉学开展的第一个对外交流的国外麻醉学组织来自哪个国家?

1986 年 11 月,时任中华麻醉学会主任委员谢荣教授和中华医学会对外联络部傅群部长带队参加在日本仙台市举行的日本临床麻醉学会第六次全国学术会议。我国代表团与日本临床麻醉学会事务局长小坂二度见教授等日方代表于 11 月 8 日共同签署了"中日临床麻醉学讨论会备忘录",这是我国麻醉学会第一次与外国麻醉学会正式签订的学术交流协议。双方议定每隔两年举行两国学术交流会,首届中日临床麻醉学讨论会于 1987 年 9 月 23—24 日在北京举行。

51. 中国和日本麻醉学术交流大事件有哪些?

由张立生教授发起并牵线联系,1986 年 11 月 8 日谢荣教授代表中华医学会麻醉学分会与日本临床麻醉学会小坂二度见教授签订"中日临床麻醉学术交流会备忘录",第一届中日临床麻醉学讨论会于 1987 年在北京举行,第二届于 1989 年 11 月在日本东京举行。2003 年非典暴发,中断了中日临床麻醉学研讨会。后经多年的合作与洽谈,2011 年 9 月在山东省济南市恢复研讨会的形式,继续开展两国间的学术交流。

52. 中国和英国麻醉学术交流大事件有哪些?

1988 年英国皇家麻醉学会邀请谢荣教授到英国 5 个城市巡回讲学,并在 1990 年授予英国皇家麻醉学院名誉院士称号。2009 年中华医学会麻醉学分会年会邀请英国麻醉学杂志(BJA)主编一行来我国参会,并于 2009 年签署合作协议,在 BJA 设立中华麻醉学会的论文摘要专栏并出版 BJA 摘要中文版。2014 年在刘进主任委员的倡议下,中华麻醉学会与英国麻醉研究会签署合作协议,两个学会机构建立互访机制。

53. 何时何地哪个大学最早建立麻醉学专业?

徐州医科大学(原徐州医学院)是中国最早开设麻醉学专业的院校,该校麻醉学起步于 20 世纪 70 年代后期,1982 年经江苏省卫生厅和高教局联合批准成立"徐州医学院麻醉生理研究室",1985 年获准为硕士学位授予点,1986 年国家教委批准在该院试办"麻醉学专业(本科)",1987 年麻醉学专业列入国家"专业目录",标志着麻醉学专业在中国正式诞生。该院为麻醉学国家特色专业建设点。

54. 麻醉学科何时正式成为临床科室?

为进一步推动麻醉学科的发展并借鉴其国内外发展经验,在中华医学会的倡议下,经卫生部研究,于 1989 年 5 月 3 日颁布《卫生部关于将麻醉科改为临床科室的通知》,同意医院麻醉科由原来的医技科室改为临床科室。同时要求各级卫生主管部门和医疗单位根据通知精神,结合各地医院具体情况,按二级学科的要求与标准,切实加强麻醉科的科学管理工作,重视人员培训,注重仪器装备,努力提高技术水平,使其不断适应医学发展的需要。

55. 麻醉学作为临床科室,其学科范围包括哪些?

根据《卫生部关于将麻醉科改为临床科室的通知》的要求,作为二级临床科室,麻醉科学科范围应包括临床麻醉、麻醉后复苏(post-anesthesia care unit,PACU)及重症监护治疗(intensive care unit,ICU)、急救与复苏、疼痛治疗。

56. (中国)香港麻醉科医学院和(中国)香港麻醉医师协会分别于何时成立?

(中国)香港麻醉科医学院于 1989 年成立,(中国)香港麻醉医师协会成立于 1954 年。

57. (中国)香港麻醉科医学院和(中国)香港麻醉医师协会职责有何不同?

(中国)香港麻醉科医学院负责提供香港麻醉科专科医生培训和资格鉴定,并通过培训、考试、认证、继续医学教育、鉴定和其他相关活动来确保本地麻醉医师的质量。(中国)香港麻醉医师协会一直与(中国)香港麻醉科医学院紧密合作,举办每年一度的科学会议。通过这些会议该协会在国内和国际上建立了卓有成效的联系。该会自 1994 年起,先后与广州、上海、北京等地的同行进行交流,与 CSA 也建立了良好的合作关系。

58. 自体血回收技术在当代中国的应用和发展有哪些重要事件?

1979 年国内(第二军医大学长征医院麻醉科)首次对术中血液稀释及自体血输血的 224 例病例进行了报道。围术期出凝血管理麻醉专家共识(2020 版)提出:自体输血可以避免输注异体血时的潜在输血反应、血源传播性疾病和免疫抑制,对一时无法获得同型血的患者也是唯一血源。中国产科麻醉专家共识(2020 版)推荐在预计出血量大于 1 000 mL 且术中需要紧急输血的产科患者中应用术中回收式自体输血技术。

59. 术中麻醉药物靶控输注技术当代中国的应用和发展有哪些重要事件?

靶目标控制输注(target-controlled infusion，TCI)系统于 20 世纪 80 年代研发成功并投入临床使用，使传统的静脉给药方式由经验化、粗放化向精确化、智能化、机械化转变。起初靶控输注主要用于全身麻醉，21 世纪初国内已逐步用于术后镇痛以及手术室外镇静。2016 年中华医学会麻醉学分会组织 17 位专家起草《全凭静脉麻醉专家共识(2016)》。

60. 麻醉深度监测技术在当代中国的应用和发展有哪些重要事件?

自 1990 年以来，脑电监测仪被相继开发并投入临床应用。中华医学会麻醉学分会于 2020 年推出《术中知晓预防和脑电监测专家共识》，推荐在接受全凭静脉麻醉的患者或血流动力学不稳定的患者中使用基于脑电信号的麻醉深度监测，可降低其术中知晓的发生率(A 级)。

61. 获得"英国皇家麻醉学院荣誉院士"称号的是哪几位麻醉医师?

谢荣教授、罗爱伦教授和吴新民教授先后获得"英国皇家麻醉学院荣誉院士"称号。

62. 我国疼痛学科的奠基人是谁?

20 世纪 80 年代，在我国疼痛医学奠基人、中国科学院院士韩济生教授倡导下，我国成立了中华疼痛研究会，并于 1992 年成立了国际疼痛研究协会(IASP)中国分会(CASP)及中华医学会疼痛学分会，韩济生院士担任主席，由此开创了国内疼痛医学的新纪元。

63. 疼痛学科的内涵是什么?

疼痛科学的内涵是运用临床、影像、神经电生理和神经生化学等方法诊断，并运用药物、微创介入、医疗器械以及其他具有创伤性或者侵入性的医学技术对疼痛性疾病进行诊断治疗的临床科室。其中微创介入是疼痛学科的核心技术，在疼痛诊疗中发挥着十分重要的作用。而以药物、物理因子等为主的疼痛科综合治疗，则是疼痛学科的基本诊疗平台。疼痛科的主要工作内容为慢性疼痛的诊断与治疗。

第四章

64. 慢性疼痛的危害是什么?

慢性疼痛导致的机体功能异常有:神经系统感觉信息处理过程中的增益加大,神经血管控制功能的反应性增高;引发持久性免疫源性及神经源性炎症,机体抑制系统功能降低;外周躯体感觉在皮质上的代表区发生扭曲。常会出现不正常的情感表现,如知觉的放大和产生灾难样情感。49%的患者无法参加社交活动;61%的患者无法参加娱乐活动;58%的患者无法进行家庭的正常生活;27%的患者没有正常睡眠;34%的患者无法提拎购买的日用商品。

65. 疼痛治疗的终极目的是什么?

疼痛治疗的终极目的是,从生理、心理、行为等多水平对功能异常的神经系统进行调整,有效消除各种急慢性疼痛,最大程度减少药物不良反应,把疼痛及治疗带来的心理负担降到最低,全面提高患者的生活质量。

66. 中西医结合治疗疼痛的优势有哪些?

中西医结合治疗在疼痛诊疗领域有其独特优势,常见疼痛性疾病包括:颈椎病、腰椎间盘突出症、带状疱疹神经痛和带状疱疹后遗神经痛、三叉神经痛、头痛、骨关节和肌肉痛、癌性疼痛等,融合传统医学和现代医学,从基础研究到临床诊疗,中医在疼痛诊疗中具有独特的优势,中西医结合在疼痛性疾病诊疗中独放异彩。

67. 疼痛科医生需要具备什么样的专业素质?

疼痛科的组建应该是多学科共同参与组建。国外的疼痛科室包括麻醉科医生、骨科医生、神经科医生、放射科医生、心理科医生、牧师、护理人员等。无论是哪个科室的医生,都要了解什么是慢性疼痛。慢性疼痛的治疗宗旨是控制疼痛,最好把疼痛控制在患者可以忍受的范围之内,即 VAS 评分小于 3 分,而不是消除疼痛,对工作、生活、睡眠无影响即可;改善功能;提高生活质量。

68. 疼痛学科发展如何实现规范标准先行?

首先规范疼痛治疗操作方法,满足临床疼痛治疗的发展需求。我国广大的疼痛医师需要从规范的专业教材学习开始,更好、更快地掌握疼痛治疗技术,从而有效地发挥各种注射技术在疼痛治疗中的作用。其次,各类疼痛的具体治疗方案,可显著降低各种不良反应和并发症的发生率,明显降低疼痛治疗的用药成本,能更好地满足患者的医疗需求,符合医疗管理机构建立建设"高效-安全平台"及实现"舒适医疗"两方面的要求。

69. 标志着中国麻醉手术系统现代化序幕的重要事件是什么?

20世纪90年代初,于布为教授在上海长海医院主持建立了国内首个集临床麻醉、术后恢复和ICU为一体的完全现代化麻醉手术中心,拉开了全国麻醉手术系统现代化的序幕。

70. 国内哪些院校何时较早开始培养麻醉护理及辅助人员?

1993年,徐州医学院麻醉学系和南京六合卫校联合开设了国内第一个三年制麻醉与急救护理专业(中专),1997年闽北卫生学校(与徐州医学院合作)开办了麻醉护理专业(大专和本科)。麻醉护理本科教育从2004年开始,包括徐州医学院(现徐州医科大学)、包头医学院、湖北医药学院(原郧阳医学院)、新乡医学院、德州学院、山东第一医科大学(原泰山医学院),硕士招收院校包括山东第一医科大学(2011年)、南京大学医学院(2015年)。

71. 海峡两岸第一次麻醉学术交流会何时召开?

1993年,首届海峡两岸麻醉学术交流会召开。这是新中国成立后海峡两岸第一次学术交流会,由谢荣教授和台湾麻醉学教授谭培炯先生共同组织。

72. 我国住院医师规范化培训制度是何时启动的?

住院医师规范培训源于1993年,卫生部印发《关于实施临床住院医师规范化培训试行办法的通知》,是医学生毕业后教育的重要组成部分,主要是以临床实践、专业必修课、公共必修课专业课为培训的主要内容。

73. 快通道麻醉的由来?

1993年,Verrier等在华盛顿大学首次提出"快通道"外科概念,而"快通道"麻醉则成为快通道外科的重要组成部分,是"快通道"外科实施的基础和前提条件。"快通道"麻醉核心理念为术后早期拔除气管导管,促使全身重要脏器功能从手术中尽早恢复,而选择合适的病例和恰当的麻醉药物与麻醉技术是"快通道"麻醉顺利执行的关键。

74. 脑氧监测技术在当代中国的应用和发展有哪些重要事件？

　　1995 年,仁济医院麻醉科在国内第一次对体外循环心内直视手术及颅脑手术中脑氧饱和度的监测进行了报道,脑氧饱和度的监测可以反映脑氧供需平衡,对预防术后预后不良提供帮助。颅脑外伤患者的麻醉管理专家共识(2020 版)、中国老年患者围术期脑健康多学科专家共识(2020 版)等建议在有条件时麻醉监测应使用脑氧监测。

75. 患者自控式术后镇痛技术在当代中国的应用和发展方面有哪些重要事件？

　　1995 年国内首次报道了患者自控镇痛(patient controlled analgesia,PCA)的临床应用。目前 PCA 在我国已经广泛应用于术后镇痛。中国成人手术后疼痛管理专家共识(2017)提出 PCA 具有起效较快、无镇痛盲区、血药浓度相对稳定、可通过冲击剂量及时控制爆发痛,具有用药个体化、患者满意度高等优点,是目前术后镇痛最常用和最理想的方法。加速康复外科理念下疼痛管理专家共识(2020 版)也高度推荐于手术后中到重度疼痛。

76. 何时何人提出麻醉专科医师培训设想？核心内容是什么？

　　1996 年由曾因明教授在《中国高等医学教育》撰文,率先提出我国麻醉专科培训的设想。核心内容：① 定义麻醉学专科医师和培训概念；② 明确培训基地和培训计划要求；③ 提出考核方案；④ 要求生源经费支持及相关组织配套。曾教授对麻醉专科培训的设想后来逐步实现,目前专科规范化培训已在全国广泛开展,极大促进了麻醉学科发展和专科人才建设,在当时住院医师规范化培训尚未开展的情况下,这一设想实属高瞻远瞩。

77. 麻醉学界扶贫领军人物是谁？

　　武汉协和医院麻醉科姚尚龙教授从 1996 年开始从事精准医疗扶贫工作,是国内最早建议以及实行医疗扶贫的麻醉界专家,后成为麻醉学界乃至医学界深入贯彻医疗扶贫的领军人物。2015 年 10 月 16 日,姚尚龙教授获得"2015 年中国消除贫困奖",并得到习近平总书记的接见。

78. 获得国家杰出青年科学基金的麻醉医师共有几位？分别在哪一年获得？

　　获得国家杰出青年科学基金的麻醉医师共有 3 位,分别为四川大学华西医院刘进(1996 年)、空军军医大学(原第四军医大学)西京医院熊利泽(2007 年)、浙江大学第一附属医院方向明(2008 年)。

79. 获得国家杰出青年科学基金的麻醉医师的主要研究方向是什么？

　　刘进教授的科研方向包括医用吸入气体的研究,血液保护、术后镇痛、围术期经食管超声技术的应用,医学信息系统的研究;熊利泽教授的主要研究方向为围术期脑功能保护和人工智能在麻醉与围术期医学中的转化;方向明教授的主要研究方向为脓毒症发病机制的研究和防治、围术期器官功能保护、神经环路在脓毒症中的作用机制、肥胖参与脓毒症发生发展。

80. 获得国家杰出青年科学基金的麻醉医师的主要研究成果是什么？

　　刘进教授吸入麻醉的研究获得国家科技进步二等奖,围术期血液保护获四川省科技进步一等奖,完成两类新型麻醉药成果转化;熊利泽教授的高压氧、吸入麻醉药、针刺麻醉等可诱导显著神经保护作用以第一完成人获得国家科技进步一等奖;方向明教授完成围术期脓毒症预警与救治关键技术的建立和应用项目并荣获国家科学技术进步奖二等奖,并获得亚洲青年女科学家医学奖。

81. 入选"国家百千万人才工程"的麻醉医师有哪些？

　　入选"国家百千万人才工程"的麻醉医师有四川华西医院麻醉科刘进教授、首都医科大学附属北京友谊医院薛富善教授、徐州医科大学曹君利教授。

82. CSA 成立最早的学组有哪些,主要学组工作由谁负责？

　　1998 年 6 月 28 日,CSA 成立了四个麻醉学组:临床麻醉、疼痛治疗、ICU 以及教育和管理学组。负责人分别为:临床麻醉:孙大金;疼痛治疗:李树人;ICU:曾邦雄;教育和管理学组:曾因明。

83. CSA 何时建立的年会制度？ 年会规模目前如何？

　　1998 年学会开始进行改革,把 4 年一届的全国麻醉学术会议改为年会制度。目前平均参会人数 10 000 人以上。

84. 获得吴阶平-保罗·杨森医学医药奖(吴杨医学医药奖)的麻醉医师是哪几位？

　　北京协和医院黄宇光教授和北京阜外医院刘进教授获得第五届吴杨奖二等

奖,湖南医科大学湘雅医院蔡宏伟教授、北京医科大学第一医院吴新民教授、南京军区总医院徐建国教授和解放军总医院张宏教授获得第五届吴杨奖三等奖(1998年),空军军医大学(原第四军医大学)西京医院麻醉科熊利泽教授获得第十四届吴杨奖(2013年),北京友谊医院麻醉科薛富善教授获得第二十届吴杨奖(2019年)。

85. 血栓弹力图技术在当代中国的应用和发展有哪些重要事件?

血栓弹力图仪(TEG)于1948年由德国人Harter发明,20世纪80年代开始广泛用于输血指导。国内大型三甲医院的麻醉科、ICU、移植科室等在2000年左右率先使用TEG指导围术期成分血和凝血相关药物的使用,获得良好效果。围术期出凝血管理麻醉专家共识(2020版)推荐:在有条件的情况下,对于有出血史或出血性疾病史患者,术前进行标准实验室检查并联合使用血栓粘弹性检测如TEG,将有利于以评估手术出血风险并调整术前用药。

86. 当代麻醉从业者参与了哪些重大灾难和疫情救援?

在2003年抗击SARS疫情、2008年汶川大地震抗震救灾、2010年玉树抗震救灾、2020年抗击新冠疫情的紧要时刻,在国家援藏、援疆、援蒙、援青,以及援非等一系列重要的国内外医疗援助任务中,军地两方麻醉学人始终是一支靠得住、信得过、顶得上、打得赢的队伍,也涌现出众多典型代表。

87. 获得教育部"长江学者奖励计划"的麻醉医师是哪几位?

获得教育部"长江学者奖励计划"特聘教授为刘进、熊利泽、方向明、董海龙、曹君利;获得教育部"长江学者奖励计划"特设岗位教授为徐军美、张西京。此外,海外华人杰出麻醉学者左志义、谢仲淙、马大青被聘为教育部长江学者讲座教授。

88. 获得国家科技进步奖二等奖以上的麻醉学团队有哪几个?

四川华西医院麻醉科刘进教授团队获得2004年度国家科技进步二等奖;空军军医大学(原第四军医大学)秦都口腔医学院麻醉科主任徐礼鲜教授团队获得2008年度国家科学技术进步二等奖;空军军医大学(原第四军医大学)西京医院麻醉科熊利泽教授团队获得2011年度国家科学技术进步一等奖,这是麻醉学界的首个国家科技进步一等奖;浙江大学医学院附属第一医院方向明教授团队获得2019年度国家科学技术进步奖二等奖。

89. 获得国家科技进步奖二等奖以上的麻醉学项目分别是什么？

刘进教授团队完成的"吸入麻醉的研究"获得 2004 年度国家科技进步二等奖；徐礼鲜教授团队的创新性研究成果"特殊环境缺氧防治新技术及应用"，获得 2008 年度国家科学技术进步二等奖；熊利泽教授领衔完成的研究成果"心脑保护的关键分子机制及围术期心脑保护新策略"获得 2011 年度国家科学技术进步一等奖；方向明教授领衔的"围术期脓毒症预警与救治关键技术的建立和应用"获得 2019 年度国家科学技术进步奖二等奖。

90. 中国医师协会麻醉科医师分会(CAA)的宗旨是什么？

发挥行业指导、服务、自律、协调、监督作用；遵守国家宪法、法律、法规和政策；弘扬以德为本，以人为本；维护医师合法权益；努力提高医疗水平和服务质量；为人民健康服务。推广麻醉学临床诊疗技术及应用，促进学科科学研究。制订行业规范，监督检查麻醉学医师执业情况。加强麻醉学专业医师队伍的建设。为麻醉学相关的健康医疗提供帮助。制订麻醉学使用规范，改进麻醉学相关设备与材料应用。

91. 中国医师协会麻醉学医师分会何时成立？历任会长是谁？

中国医师协会麻醉学医师分会(CAA)是 2005 年 8 月 13 日，经国家民政部(民社登 2005 第 50 号批复文件)和卫生部批准，在四川省成都市成立的。历任会长为：第一届(始创)刘进；第二届黄宇光；第三届姚尚龙；第四届俞卫锋；第五届米卫东；第六届(现任)于布为。

92. 《麻醉药品和精神药品管理条例》是何时颁布的？目的是什么？

《麻醉药品和精神药品管理条例》是 2005 年 7 月 26 日经国务院第 100 次常务会议通过，由国务院于 2005 年 8 月 3 日发布，自 2005 年 11 月 1 日起施行。目的是加强麻醉药品和精神药品的管理，保证麻醉药品和精神药品的合法、安全、合理使用，防止流入非法渠道。卫生部根据该条例和《处方管理办法(试行)》制定了《麻醉药品、精神药品处方管理规定》，于 2005 年 11 月 14 日发布。

93. 中国医师协会麻醉学医师分会历年评选有多少位终身成就中国麻醉学家？

获得终身成就中国麻醉学家分别为：吴珏、谢荣(第一届，2006 年度)，孙大金、李德馨(2007 年度)，罗爱伦、曾因明(2008 年度)，金士翱、金清尘(2009 年度)，庄心良、刘俊杰(2010 年度),盛卓人、徐启明(2011 年度),李树人、郑斯聚(2012 年度),王景阳、吴新民(2013 年度),刘怀琼、王恩真(2014 年度),杭燕南、张立生(2015 年度),赵俊、应诗达(2016 年度),陈伯銮、曾邦雄(2017 年度),陈秉学、余志豪(2018 年度),王俊科、邓硕曾(2019 年度)。

94. 麻醉治疗学在中国的萌芽和发展是怎样的?

2006 年,于布为教授首次提出"麻醉应同时是治疗过程"的观点。2018 年,于布为教授通过中华医学会向国家卫健委申请,报上海市卫计委备案,在我国率先成立世界上第一个麻醉治疗科。

95. 麻醉治疗学的概念是什么? 范畴有哪些?

麻醉治疗学是近年来新提出的一项概念,是指通过运用麻醉科的方法、麻醉科的技术、麻醉科的药物、麻醉科的设备,由麻醉科医师亲自操作,直接治疗原发疾病的一门学科。在目前报道的文献中,麻醉治疗学涉及的疾病包括顽固性睡眠障碍、急慢性疼痛、银屑病、渐冻症等。

96. 我国何时加入亚澳麻醉学会?

我国于 2006 年加入亚澳麻醉学会(AARS),AARS 包括亚洲和澳洲地区的 25 个国家或地区的麻醉学会,熊利泽教授曾任 AARS 主席。

97. ERAS 是什么? 何时引入中国?

加速康复外科(enhanced recovery after surgery,ERAS)是以循证医学证据为基础,以减少手术患者的生理及心理的创伤应激反应为目的,通过外科、麻醉、护理、营养等多学科协作,对围术期处理的临床路径予以优化,从而减少围术期应激反应及术后并发症,缩短住院时间,促进患者康复。其核心是强调以服务患者为中心的诊疗理念。ERAS 在 2007 年由黎介寿院士团队引入中国。

98. 入选"教育部新世纪优秀人才计划"的麻醉医师是哪几位?

入选"教育部新世纪优秀人才计划"的麻醉医师包括浙江大学医学院附属第一医院方向明教授(2007 年)、南方医科大学附属南方医院刘克玄教授(2010 年)。

99. 获得卫生部行业专项基金资助的麻醉医师是哪位？

北京协和医院黄宇光教授，分别于 2007 年、2010 年两次获得卫生部行业专项基金资助。

100. 参与 WFSA 任职的中国麻醉医师有哪些？

熊利泽教授在 2008 年南非世界麻醉医师大会当选 2008—2012 年 WFSA 常务委员；于布为、黄宇光、田玉科、薛张纲、俞卫锋 5 位教授在 2012 年阿根廷 WFSA 会议上分别进入科学事务委员会、麻醉安全与质量委员会、教育委员会、出版委员会、疼痛委员会担任委员，熊利泽教授获得 WFSA 常务委员连任资格；黄宇光教授在 2020 年线上世界麻醉医师大会上担任 WFSA 常务理事，邓小明、米卫东、方向明、李师阳和陈向东教授分别担任 WFSA 相关专业委员会委员。

101.《手术安全核查制度》最早由国内哪家医院使用？何时推广至全国？

2008 年，世界卫生组织（WHO）发布了手术安全核对表。同年，北京协和医院在国内率先应用；2010 年，卫生部办公厅印发《手术安全核查制度》；2016 年，《医疗质量管理办法》经国家卫生计生委委主任会议讨论通过并施行，再次强调手术安全核对制度；2018 年，国家医政管理局印发了医疗质量安全核心制度。随着国家对手术安全核查制度的不断重视及强化，国内各医疗机构逐步实施并取得一定成效。

102. WHO 推荐的《手术安全核查制度》包括哪些内容？

麻醉前：手术医师、麻醉医师和手术室护士按《手术安全核查表》依次核对患者身份、术式、知情同意情况、手术部位与标识、麻醉安全检查、皮肤是否完整、术野皮肤准备、静脉通道建立情况等内容；术前：三方共同再次核查相关信息；出室前：三方共同核查患者信息、实际手术方式，术中用药、输血，清点手术用物，确认手术标本、皮肤完整性、动静脉通路、引流管等内容；三方确认后分别在《手术安全核查表》上签名。

103. 哪家医院麻醉科研发的哪几类麻醉新药进行了成果转化？

2020 年，由四川华西医院麻醉科刘进教授团队研发的新型麻醉药"超长效局部麻醉药""新型骨骼肌松弛药物"进行了成果转化。2020 年 5 月，该团队研发的新药注射用磷丙泊酚二钠成功获批Ⅰ类新药的《药品注册证书》。2008 年完成了乳化异氟醚和水溶性异丙酚前药（HX0507）的临床前研究，实现转化 1 200 万元，目前已完成Ⅰ期和Ⅱ期临床研究。

104. 中国麻醉学界何时建立了出国留学基金?

　　2008年起,中华医学会麻醉学分会与宜昌人福制药有限公司合作设立了中青年优秀麻醉学人才出国培养基金,凡40岁以下在中国大陆注册的麻醉学科中青年医师皆可申请,从优录取。该基金为中国青年麻醉医师出国培训提供了重要路径。2018年,中国麻醉医师协会设立出国留学基金和海外学习资助计划,先后4批送出30多名青年医师,赴欧美发达国家的世界知名医院学习深造。

105. 中国首次启动大规模系统性麻醉学指南与专家共识的编写工作是什么时间,由什么组织主导?

　　2009年,在吴新民教授任中华医学会麻醉学分会主任委员期间启动了我国首次大规模系统性麻醉学指南与专家共识的编写工作。于布为教授接任后继续积极推进这项工作,并启动了中国麻醉学快捷指南的制定工作。

106. 获得"TWAS-TWOWS亚洲青年女科学家奖"的麻醉医师是哪位?

　　方向明教授于2009年获得"TWAS-TWOWS亚洲青年女科学家奖"。

107. 获得国家自然科学基金重点项目资助的麻醉医师有哪些?

　　获得国家自然科学基金重点项目资助的麻醉医师包括姚尚龙(2009年)、方向明(2011年)、曹君利(2012年)、刘克玄(2017年)、熊利泽(2009年、2017年、2021年)、顾小萍(2017年)、王英伟(2017年)。

108. 截至目前共有多少部麻醉指南和共识?

　　中华医学会麻醉学分会对中国麻醉学指南与专家共识做了大量工作:2010年前编写了19部临床指南或专家共识,《中国麻醉学指南与专家共识(2014版)》包含21部指南或专家共识,2015年出版的《中国麻醉学快捷指南》包含32部快捷指南与专家共识,《中国麻醉学指南与专家共识(2017版)》修订20部、新制定15部指南或专家共识,《中国麻醉学指南与专家共识(2020版)》修订26部、新制定26部指南或专家共识。

109. 获得教育部"长江学者奖励计划"的麻醉医师有哪几位？

获得教育部"长江学者奖励计划"特聘教授的为刘进、熊利泽、方向明、董海龙、曹君利。获得教育部"长江学者奖励计划"特设岗位教授为徐军美、张西京。此外，海外华人杰出麻醉学者左志义、谢仲淙、马大青被聘为教育部长江学者讲座教授。

110. 获得"德国麻醉学会名誉会员"称号的是哪几位麻醉医师？

田玉科教授和于布为教授获得"德国麻醉学会名誉会员"称号。

111. 中国抗癌协会肿瘤麻醉与镇痛专业委员会何时由谁倡导成立，宗旨是什么？

中国抗癌协会肿瘤麻醉与镇痛专业委员会于 2011 年 4 月获得批准，于 8 月 27 日召开成立大会，由中国医学科学院肿瘤医院麻醉科孙莉教授筹划。宗旨为"积极开展肿瘤麻醉与镇痛的临床与基础性研究，积极制定肿瘤患者麻醉与围术期疼痛管理的专家共识，为肿瘤患者术后急性疼痛管理提供基于证据的临床建议。定期举办肿瘤麻醉与疼痛相关学术会议，并倡导积极参与社会公益事业，开防癌抗癌宣传，我国肿瘤预防和治疗贡献力量"。

112. （中国）澳门麻醉学会何时成立？现任会长是哪位教授？

（中国）澳门麻醉科学会于 2011 年 6 月 9 号依法正式注册成立，会长由第一代澳门本地培养的麻醉专科医生梁晖主任医生担任，吸纳了所有在澳门工作的麻醉科医师为功能会员，其宗旨为：提高澳门麻醉医学专业水平，促进麻醉医学之研究；团结本澳同业，加强与国内外同业的交流，为澳门提供优质的医疗服务；争取及维护会员的合理权益；为政府提供麻醉医学相关的专业意见。

113. 国家麻醉专业质量控制中心何时成立？全国省级麻醉质量控制中心全覆盖是什么时候？

2011 年，国家卫生计生委成立了麻醉等首批六个专科国家级质量控制中心，国家麻醉专业质量控制中心成立；2018 年，西藏自治区麻醉与手术室质量控制中心成立，实现了全国省级麻醉质量控制中心全覆盖。由国家质量控制中心与省级质控中心构建的麻醉医疗服务质量管理体系，为麻醉医疗平台的安全、高效、规范、顺畅运行提供了有力的保障。

114. 中国哪两位麻醉学家为中国可视喉镜发展做出突出贡献？

同济医科大学附属协和医院姚尚龙教授和首都医科大学附属北京友谊医院薛富善教授基于中国人的气道解剖特点，研发出适应国人气道特征、摒弃同类器具缺点、精制紧凑携带方便、型号齐全适用全面的便携式视频喉镜，获得中国、德国、美国及欧盟的20余项专利及美国 FDA 认证，并于2011年投入量产。

115. 中国何时引入欧洲麻醉医师协会在线考试系统(OLA)？

欧洲麻醉医师协会2012年开发了在线考试系统(OLA)，旨在评估经过规范化培训后的麻醉住院医生知识技能的掌握能力。2016年中华医学会麻醉分会成功将这一考试体系引入中国，希望该体系的引进能够进一步完善国内麻醉住院医师规范化培训考核系统，并与国际麻醉住院医生考评体系接轨。该考试在全球20多个国家同步举行，华西医院、西京医院当年都组织了住院医生参加考试。

116. 中国和爱尔兰麻醉学术交流大事件有哪些？

欧洲麻醉医师协会2012年开发了在线考试系统(OLA)，旨在评估经过规范化的培训后的麻醉住院医生知识技能的掌握能力。2016年中华医学会麻醉分会成功将这一考试体系引入中国，希望该体系的引进能够进一步完善国内麻醉住院医师规范化培训考核系统，并与国际麻醉住院医生考评体系接轨。该考试在全球20多个国家同步举行，华西医院、西京医院当年都组织了住院医生参加考试。

117. 获得科技部"十二五"项目资助的是哪个麻醉学团队？

获得科技部"十二五"项目资助的麻醉学团队包括浙江大学医学院附属第一医院方向明教授带领的科研团队。

118. 获得中国医师协会"中国杰出麻醉医师"称号的有哪几位？

2013年（第1届）：姚尚龙、于布为、徐建国、叶铁虎、张宏；2015年（第2届）：郭曲练、田玉科、岳云、郑宏、李文志；2017年（第3届）：俞卫锋、杨拔贤、王国林、喻田、闵苏；2018年（第4届）：薛富善、鲁开智、黄文起、张卫；2019年（第5届）：马武华、屠伟峰、王月兰；2020年（第6届）：米卫东、王天龙、张铁铮。

119. 第一批临床医学硕士专业学位研究生培养模式改革试点高校（编号前32所）有哪些？

教育部、国家卫生和计划生育委员会决定批准64所高校为试点：北京大学、北京协和医学院、首都医科大学、南开大学、天津医科大学、河北联合大学、河北医科大学、中国医科大学、辽宁医学院、大连医科大学、吉林大学、延边大学、北华大学、佳木斯大学、哈尔滨医科大学、复旦大学、同济大学、上海交通大学、南京大学、苏州大学、东南大学、江苏大学、南通大学、南京医科大学、徐州医学院、浙江大学、温州医学院、安徽医科大学、蚌埠医学院、皖南医学院、福建医科大学、南昌大学。

120. 第一批临床医学硕士专业学位研究生培养模式改革试点高校(编号后 32 所)有哪些?

教育部、国家卫生和计划生育委员会决定批准 64 所高校为试点:山东大学、泰山医学院、滨州医学院、郑州大学、河南科技大学、新乡医学院、武汉大学、华中科技大学、中南大学、南华大学、中山大学、暨南大学、汕头大学、广西医科大学、四川大学、重庆医科大学、泸州医学院、贵阳医学院、遵义医学院、昆明医科大学、大理学院、西安交通大学、延安大学、宁夏医科大学、新疆医科大学、青岛大学、扬州大学、南方医科大学、第二军医大学、第三军医大学、第四军医大学、西安医学院。

121. 麻醉学界开展了哪些"一带一路"国际交流?

2013 年起,中国麻醉学界与南亚八国麻醉区域联盟开展团体交流,派"国际讲师团"赴斯里兰卡、柬埔寨、印度、尼泊尔、斯里兰卡等国家开展交流合作;2016 年起参与"中国-巴基斯坦医学大会";2018 年 4 月起,中华医学会麻醉学分会在重庆医科大学第一附属医院开展"一带一路"国家麻醉新进展培训班,邀请了来自埃塞俄比亚、尼泊尔、毛里求斯、印度等国家的学员;2018 年,国内 10 家医院麻醉科接收了 10 名一带一路沿途国家学员,开展长期培训。

122. 中国和德国麻醉学术交流大事件有哪些?

2013 年在田玉科教授的积极推动下,于布为教授和刘进教授代表中华医学会麻醉学分会与德国麻醉与危重医学协会正式签立了合作备忘录,声明双方学会将互邀对方知名专家出席本国学术年会并做学术专题报告。2015 年,中华医学会麻醉学分会委派黄宇光、田玉科、方向明及喻文立四位教授赴德参会,大会开设"中德交流版块",此后中-德麻醉学界的官方交流日渐增多,在会议交流、国际性多中心科技合作及青年医师交换培养等方面开展了大量工作。

123. 住院医师规范化培养体系的要素是哪些?

医疗机构的选择和要求:选择条件较好的医疗机构作为住院医师规范化培训的基地是第一要素。培训基地的组织管理:通过加强组织管理,使培训工作有序进行,培训质量得以保证,让学员真正学到知识、得到锻炼。承担培训任务科室的执行力:临床、医技科室是住院医师规范化培训任务的具体执行部门,其重视程度和任务落实情况对于保证住院医师培训质量至关重要。

124. 中国中西医结合麻醉学分会何时何地成立及其宗旨?

中国中西医结合麻醉学分会于 2014 年在山东济南成立,苏帆教授担任主任委员。其宗旨为寻求麻醉领域对中医药的广泛共识;培训麻醉手术相关的中医基础理论;探索围术期中医理论;寻找中医药围术期恰当的切入点;中医理论指导下的特色研究;寻求中医药干预有效性证据、生化、生物学证据;开展中医药有效性的大型多中心研究。

125. 获得"国家有突出贡献中青年专家"的麻醉医师是哪几位?

获得"国家有突出贡献中青年专家"的麻醉医师为北京协和医院黄宇光、浙江大学医学院附属第一医院方向明、首都医科大学附属北京友谊医院薛富善、遵义医科大学喻田、新疆医科大学第一附属医院郑宏、徐州医科大学曹君利。

126. 获得"全国优秀科技工作者"称号的是哪位麻醉医师?

北京协和医院黄宇光教授获得第六届"全国优秀科技工作者"称号。

127. 第一版《麻醉科质量控制专家共识》于哪年发布? 主要由哪几个组织共同完成? 适用范围是什么?

发布于 2014 年,由国家麻醉质控中心、中华麻醉学常委、中华麻醉学麻醉质量管理学组共同完成。适用范围:具有麻醉科建制的各级医疗机构(包括公立及非公立医疗机构);其他开展麻醉学科业务但尚未形成麻醉科建制的医疗机构参照执行。

128.《中国麻醉学指南与专家共识》迄今经历了几次编写和更新? 各期的特点是什么?

由中华医学会麻醉学分会组织的中国麻醉学指南与专家共识,迄今共历经四次系统性的成规模编写或更新。在吴新民、于布为、刘进、熊利泽、黄宇光五位主任委员的相继带领下，中华医学会麻醉学分会于 2014 年出版《中国麻醉学指南与专家共识（2014 版）》，于 2015 年出版《中国麻醉学快捷指南》，于 2017 年出版《中国麻醉学指南与专家共识（2017 版）》，于 2021 年 6 月完成《中国麻醉学指南与专家共识（2020 版）》的编写，并由人民卫生出版社出版。

129. 我国何时成立亚澳麻醉培训班？培训情况如何？

2014 年在世界麻醉医师联合会、亚澳麻醉理事会和西京医院三方共同努力下，西京医院亚澳培训中心于 2014 年 12 月正式成立。连续 4 年举办 8 期培训课程，为亚澳区 12 个国家培养 130 位高级麻醉医师，获得广泛影响。

130. 麻醉学科建设的首要问题是什么？

当前麻醉学科建设首要问题是人员短缺。作为不可或缺的临床科室和医院重要的平台科室，我国麻醉医师的人员紧缺和疲劳问题极为突出，按照欧美国家每万人 2.4 名麻醉医师的标准，中国应配备 30 万名麻醉医师，而目前中国的麻醉医师仅有约 7.6 万人，仅为四分之一。大量的麻醉医师长期处于过劳状态。2015 年，针对京津冀地区的麻醉医师执业状况的调研显示：工作满意度低于世界医务工作者及中国医师群体水平，职业耗竭发生率高达 68.9％。

131. 麻醉学科建设的基础有哪些？

麻醉学科的建设基础包括：加强和完善麻醉医疗服务，是坚持以人民为中心的发展理念，实施健康中国战略，发展卫生健康事业的重要内容；提升医疗服务能力，适应不断增长的医疗服务需求，满足人民日益增长的美好生活需要具有重要意义。

132. 麻醉学科建设的内涵有哪些？

内涵包括以下 5 个方面：① 加强麻醉医师培养和队伍建设；② 拓展麻醉医疗服务领域；③ 保障麻醉医疗服务质量和安全；④ 提高麻醉医务人员积极性；⑤ 切实做好麻醉医疗服务组织实施。

133. 麻醉各个亚学科的发展是否齐头并进？

麻醉各个亚学科包括：普通外科麻醉、心胸外科麻醉、神经外科麻醉、小儿麻醉、妇产科麻醉、口腔麻醉、眼耳鼻咽喉科麻醉、骨科麻醉、手术室外麻醉、重症监测治疗、疼痛诊疗和体外循环等。麻醉各亚专业发展并非齐头并进，但随着麻醉业务领域不断丰富、服务量不断增加，麻醉学科在手术室内外发挥了重要的作用，麻醉相关死亡率和严重并发症率已明显下降，麻醉学科建设已经跨过了安全门槛，在朝着改善患者预后和远期疗效的目标迈进。

134. 麻醉向围术期医学转变还有多远的距离？

中华医学会麻醉学分会（CSA）第十二届委员会提出麻醉学科发展方向为"从麻醉学到围术期医学"，经过不断实践和深入推动，使麻醉医师在患者围术期安全和术后转归中主动承担更多责任，在改善手术患者远期预后中发挥更加重要的作用。随着"围术期医学"理念的深入，拓宽麻醉医师思路、鼓励实践已成为当前的新任务。在麻醉学到围术期医学的转变之路上，仍需同道们发扬长征精神继续奋斗，不久的将来终将完成从麻醉大国到麻醉强国的宏图大业。

135. 目前我国有哪些有影响力的麻醉学术组织？

除了 CSA 和 CAA，我国目前尚有一定影响力的麻醉学术组织包括：中国心胸麻醉学会、中国中西医结合麻醉学会（CSIA）、中国抗癌协会肿瘤麻醉与镇痛专业委员会、中国药理学会麻醉药理专业委员会（CPAP）、中国研究型医院学会麻醉学专业委员会等。

136. 中国心胸麻醉学会何时、由谁倡导成立？

中国心胸血管麻醉学会 2015 年 3 月 20 日正式成立，由胡盛寿、朱晓东、高润霖、陈灏珠、葛均波等 8 位院士、教授联名发起。

137. 中国心胸麻醉学会目前下设哪些分会？

中国心胸麻醉学会目前下设创新与推广分会、胸科麻醉分会、健康产业发展分会、急救与复苏分会、围术期基础与转化医学分会、医疗保险管理分会、心血管药学分会、心血管超声分会、急救与复苏分会、检验与临床分会、脑与血管分会、疼痛学分会、精准医疗分会、非心脏手术麻醉分会、围术期感染控制分会、围术期康复分会、放射影像与影像工程分会、日间手术麻醉分会、基层心血管病分会、血管分会、医学教育分会、舒适化医疗分会。

138. 麻醉专业第一个国家级质控指标何时发布？目的是什么？

2015年4月13日，国家卫生计生委发布《关于印发麻醉等6个专业质控指标（2015年版）的通知》，公布了麻醉、重症医学、急诊、临床检验、病理、医院感染等6个专业医疗质量控制指标（简称质控指标）。质控工作的根本目的是促进我国医疗服务的规范化、标准化、同质化，缩小地区之间、不同医疗机构之间的医疗质量差距。

139. 2015版麻醉专业医疗质量控制指标包含哪些主要指标？

麻醉科医患比例、各ASA分级麻醉患者比例、急诊非择期麻醉占比、各类麻醉方式比例、麻醉后手术取消率、麻醉后监测治疗室（PACU）转出延迟率、PACU入室低体温率、非计划转入ICU率、非计划二次气管插管率、麻醉开始后24小时内死亡率、麻醉开始24小时内心跳骤停率、术中自体血输注率、麻醉期间严重过敏反应发生率、椎管内麻醉后严重神经并发症发生率、中心静脉穿刺严重并发症发生率、全身麻醉气管插管拔管后声音嘶哑发生率、麻醉后新发昏迷发生率。

140. 麻醉与围术期医学何时提出？主要标志性事件是什么？

2015年，Zeev N. Kain教授在《麻醉学》（Anesthesiology）杂志发表《麻醉学的未来是围术期医学》的文章，正式揭开麻醉学迈向围术期医学的序幕。2018年，熊利泽教授在CSA第十二届委员会上提出我国麻醉学科"从麻醉学到围术期医学"的发展方向，进一步明确麻醉学科和麻醉医师在围术期医学中的重要地位，倡导麻醉医师在患者围术期安全和术后转归中发挥更加重要的作用。

141. 从麻醉学到围术期医学的核心理念是什么？

中华医学会麻醉学分会对全体麻醉医师提出倡议：麻醉医师不仅要关注麻醉安全，同时也要关注患者手术后的长期康复和转归，不管手术后的并发症是由患者因素、手术因素还是麻醉因素引起的，麻醉医师都要主动作为。同时提出了"从麻醉学到围术期医学"转变的中国麻醉学科发展方向，即努力将麻醉学科建设成为医疗安全的关键学科、舒适医疗的主导学科、未来医院的支柱学科、医学创新的重点学科和社会熟知的品牌学科。

142. 针药平衡麻醉在当代中国的应用和发展有哪些重要事件？

2015年，熊利泽教授根据针刺在围术期的多重功效，如镇痛、减少麻醉药用量、重要器官保护作用、促进术后恢复等,创新性地提出了"针药平衡麻醉"的新理念,准确阐述针刺麻醉在围术期的地位和功能。穴位刺激在围术期应用的专家共识(2021 版)推荐将穴位刺激用于术前预防性镇痛和多模式镇痛以及术后镇痛。

143. 中国−南亚麻醉学术交流大事件有哪些?

2015 年 2 月,熊利泽教授首次受邀参加在尼泊尔举办的第十一届南亚区域合作联盟-麻醉医师协会会议。2017 年 2 月,中华医学会麻醉学分会再次组织代表团参加在斯里兰卡举行的第 12 届南亚区域合作联盟-麻醉科医师协会学术大会,中方代表团熊利泽、薛富善、马武华、卢锡华等人在会议上为参会者举办困难气道培训,架起了中国-南亚麻醉学术交流桥梁。

144. 中国−欧洲麻醉学会交流大事件有哪些?

2015 年 6 月 1 日,中华医学会麻醉学分会组织 200 余名中国代表隆重出席了在德国柏林召开的 2015 年欧洲麻醉学年会(ESA)。本次大会也是 ESA 大会成立十周年的纪念会议,参会意义重大。会上 ESA 专门邀请 CSA 进行了双边会谈,并共同参与了"赫尔辛基宣言"签署仪式,双方正式建立友好合作关系。

145. 《麻醉·眼界》杂志何时何地创刊?

《麻醉·眼界》杂志自 2015 年 1 月创刊,双月刊,上海交通大学医学院附属仁济医院麻醉科主任俞卫锋教授时任第四任 CAA 会长期间,创办《麻醉·眼界》杂志作为 CAA 官方刊物,后期《麻醉·眼界》杂志转型,服务于整个麻醉学科,在全国范围内公开发行。经过 6 年多的持续发展,《麻醉·眼界》杂志现有正刊、副刊 2 本期刊,保证每月为读者提供高质量的阅读体验,已成为麻醉界唯一专注评论类内容传播的刊物,成为中国精英麻醉科医师的手边读物。

146. 专科医生规范化管理平台网址是什么?

https://st.ccgme-cmda.cn/login.html。

147. 住院医师规范化管理信息平台网址是什么?

http://gjzyyys.wsglw.net/Portal/index.html。

148. 什么是住院医师培养"四证合一"？

2015 年起新招收的临床医学硕士专业学位研究生，同时也要参加住院医师规范化培训。确保合格毕业生可获得《执业医师资格证》《住院医师规范化培训合格证书》《硕士研究生毕业证》和《硕士学位证》四证。

149. 中国麻醉学院何时成立，其主要任务是什么？

中华医学会麻醉学分会麻醉学院（统称中国麻醉学院）成立于 2016 年 12 月。首届学院架构设置院长为熊利泽教授，执行院长由姚尚龙教授担任。学院在中华医学会麻醉学分会领导下，旨在加强学会在规范学会有关培训基地认定及监督、麻醉学教育与培训，尤其是国际专科医师培训与管理，学科的公众科普教育与宣传等专门的专家团队。通过制定上述领域相应的流程与规范，促进我国麻醉学科的建设与发展。

150.《麻醉安全与质量控制》是何时创刊，办刊宗旨是什么？

《麻醉安全与质量控制》于 2016 年创办，由解放军总医院米卫东教授和北京协和医院黄宇光教授共同担任主编，空军军医大学口腔医院张惠教授担任执行主编兼编辑部主任。本刊办刊宗旨是传播麻醉安全与质量保障的新理念、新方法；探索促进患者术后康复新方案；分享围术期警讯事件，提升危机应急处理能力；提高围术期医疗服务质量和医疗效益。

151. 获得国家重点基础研究发展计划"973"项目资助的麻醉学团队有哪些？

获得国家重点基础研究发展计划"973"项目资助的麻醉学团队为浙江大学医学院附属第一医院方向明教授和空军军医大学（原第四军医大学）西京医院熊利泽教授带领的科研团队。

152. 获得三项"国家中医药管理局科学技术进步一等奖"的麻醉医师是哪位？

获得三项"国家中医药管理局科学技术进步一等奖"的麻醉医师是上海交通大学医学院附属仁济医院孙大金教授。

153. 获得"科技部重大研发计划"的麻醉医师有哪些？

获得"科技部重大研发计划"的麻醉医师为上海交通大学医学院附属仁济医院麻醉科鄢和新教授、中国人民解放军总医院米卫东教授、四川大学华西医院麻醉科朱涛教授、复旦大学附属中山医院缪长虹教授、空军军医大学(原第四军医大学)西京医院董海龙教授、陆军军医大学(原第三军医大学)附属西南医院鲁开智教授、陆军军医大学(原第三军医大学)附属新桥医院李洪教授及中南大学湘雅医院王锷教授。

154. 获得中华医学会麻醉学分会"中国麻醉学科杰出研究奖"的医生有哪几位?

2016 年:徐礼鲜;2017 年:俞卫锋、薛富善;2018 年:董海龙、曹君利;2019年:王东信、方向明。

155. 入选国家"万人计划"领军人才的麻醉医师有哪些?

入选国家"万人计划"领军人才的麻醉医师为首都医科大学附属北京友谊医院薛富善教授、空军军医大学(原第四军医大学)西京医院董海龙教授。

156. 中国和巴基斯坦麻醉学术交流大事件有哪些?

2016 年 1 月 7 日,中华医学会与巴基斯坦医学会在巴基斯坦卡拉奇共同举办第一次"中巴医学大会"。中华医学会派出 14 个学科、33 名专家教授组成的医学专家小组赴巴参会,麻醉学分会委派黄宇光教授、王东信教授和罗艳教授代表学会与巴基斯坦同道们进行了学术交流。第二届中巴医学 2018 年 1 月 27 日在北京召开,宣武医院王天龙教授参加会议并做交流发言。

157. 中国和澳大利亚麻醉学术交流大事件有哪些?

2016 年 9 月 1 日时任 CSA 主任委员的熊利泽教授与澳大利亚-新西兰麻醉学院主席 David Scott 教授在世界麻醉医师大会上进行了友好且富有成效的会谈。根据会谈成果,2017 年 2 月 22—25 日,第一届中澳学术交流会在澳大利亚成功举行,中方代表团由黄宇光、刘进、姚尚龙等 14 位麻醉专家组成。黄宇光教授和David Scott 教授分别作为中澳麻醉学会的代表共同签署合作备忘录,促进中澳麻醉学会在麻醉领域的学术交流、国际合作、资源共享等方面不断深化。

158. 2017 年国家卫健委 1191 号文件《关于医疗机构麻醉科门诊和护理单元设置工作的通知》具体内容?

为贯彻落实党的十九大精神和习近平总书记在全国卫生与健康大会上的重要讲话精神,加强麻醉科人员配备,增加麻醉医疗服务供给,推动解决医疗卫生服务发展不均衡不充分的问题，为人民群众提供全周期、全方位卫生与健康服务，保障医疗质量与安全，根据中华医学会建议，就麻醉科门诊和护理单元设置与管理提出以下要求：① 提高麻醉科门诊服务保障能力；② 加强麻醉科护理服务；③ 提高麻醉科门诊及护理服务质量。

159. 《麻醉科护理工作职责及人员要求（试行）》对哪些麻醉护理岗位人员的职责进行了规范？

（1）总务护士：协助管理麻醉科药品；负责麻醉科仪器设备和耗材管理。

（2）手术间护士：麻醉有关药品和设备准备；协助麻醉医师完成麻醉相关操作；遵医嘱监测并记录麻醉患者各项生命体征及其他相关指标。

（3）麻醉诱导室及恢复室护士：根据医疗需要摆放、调整患者体位；实施管路护理；观察、记录患者生命体征及监测指标；配合抢救及心肺复苏。

（4）麻醉科门诊护士：配合麻醉医师做好患者预约、就诊以及麻醉相关护理工作。

160. 什么是多模式镇痛？

多模式镇痛，是通过联合不同作用机制的镇痛药物和多种镇痛方法，通过作用于疼痛传导通路的不同靶点，发挥镇痛的相加或协同作用，减少外周和中枢敏感化，而获得最佳镇痛效果，同时减少单种镇痛药剂量，减少不良反应。

161. 多模式镇痛药物的给药途径包括哪些？

多模式镇痛药物的给药途径有很多种，包括硬膜外麻醉、周围神经阻滞/导管、皮下注射、经皮给药、静脉注射、口服等。同一药物应用不同给药方式，取得的镇痛效果可以不同。根据临床需求，搭配不同药物和给药途径，将获得最佳镇痛效果。

162. 围术期多模式镇痛的主要镇痛药包括哪些？

在围术期疼痛治疗药物中，局部麻醉药、NSAIDs 和阿片类药物位居前三位，在疼痛治疗中占据重要地位。但临床应用中应当掌握适应证，根据不同患者的需求，规避风险，个体化选择复合用药方案。

163. 在保证麻醉安全的基础上如何提高麻醉质量?

近年来,麻醉学新技术、新理念不断涌现,持续关注、深入理解这些新理念、新技术是提高麻醉安全与质量的可靠途径。在新形势下,麻醉医师更应敬畏职业、增强服务意识,满足人民享受优质医疗的愿望。遵守规范、重视三基是提高麻醉安全与质量的基本途径。当今医学学科发展逐渐细化,加强多学科合作,以患者利益最大化为目标,为患者寻求最佳方案,有利于患者预后。重视用药安全,采取措施,避免麻醉用药错误是保障麻醉安全的基础。

164. "中国麻醉周"的含义是什么?

"中国麻醉周"是中国医师协会麻醉学医师分会(CAA)和中华医学会麻醉学分会(CSA)定于每年 3 月的最后一周为"中国麻醉周",用以提升公众对麻醉学相关知识的认知度、确保围术期安全、改善患者诊疗和围术期舒适度、加速术后康复等。

165. 多年来"中国麻醉周"的主题分别是什么?

第一届中国麻醉周(2017 年 3 月 27 日至 4 月 2 日)的主题为"从麻醉学到围术期医学";第二届(2018 年 3 月 26 日至 4 月 1 日)为"人民美好生活从无痛诊疗开始";第三届(2019 年 3 月 25 日至 3 月 29 日)为"敬畏生命、关注麻醉——安全舒适保健康,麻醉医师在身旁";第四届(2020 年 3 月 30 日至 4 月 3 日)为"敬畏生命,关注麻醉——抗击疫情勇担当,重症救治我护航";第五届(2021 年 3 月 29 日至 4 月 4 日)为"敬畏生命,关注麻醉——疫情防控救重症,分娩镇痛护新生"。

166. "麻醉扶贫"首先于何时开展? 主要内容是什么?

中国医师协会和中国医师协会麻醉学医师分会 2017 年正式发起"精准扶贫——麻醉专科医联体建设"启动项目,并于 2017 年 12 月 22 日召开了该项目启动仪式。项目以麻醉学医师分会委员所在单位为主体的 200 余家大型三甲医院麻醉科作为施教单位,以国家所认定的贫困县的 800 余个县级医院麻醉科(至少 1 家/贫困县)作为被帮扶单位,以学术支持的形式开展帮扶,开展医师培训、学术交流、学科建设指导等活动,实现对贫困县基层医院麻醉科的精准帮扶。

167. "精准扶贫——麻醉专科医联体建设"项目的成立背景是什么?

该项目是基于我国麻醉学科发展面临不平衡、不充分的问题而设立的专项工作。我国人口基数大，每万人口麻醉医师远低于高收入国家，而且麻醉医师地域分布不平衡，东部麻醉医师密度显著高于西部，麻醉专业技术人员结构单一，缺少麻醉护理、麻醉技师等辅助人员。这些问题一定程度上制约了麻醉学科的发展以及所在医院医疗服务能力的提升。希望通过"精准扶贫——麻醉专科医联体"能够促进我国麻醉学科的均衡发展和全面进步。

168. "无痛分娩中国行"活动做了哪些工作？

"无痛分娩中国行"是由美国西北大学芬堡医学院麻醉学副教授胡灵群医生发起，以临床结局为终点衡量尺度，以改善母婴满意度和降低并发症率为目标的全方位、多学科系统医学教育项目。它于 2008 年首次到达中国，旨在通过推行安全、有效的椎管内分娩镇痛，改变中国高剖宫产率的现状，提高产妇、胎儿及新生儿的安全性。2017 年 1 月，无痛分娩中国行正式与世界华人医师协会进行合作，共同推动中国无痛分娩事业的发展。

169. 首位获得国家优秀青年科学基金的麻醉医师是哪位，哪一年获得？

首位获得国家优秀青年科学基金的麻醉医师是上海交通大学医学院附属仁济医院的李佩盈，于 2017 年获得。李佩盈教授的主要研究方向为脑缺血损伤的免疫调控及神经保护。

170. 获得麻醉界第一个"青年长江学者"称号的是哪位？

获得麻醉界第一个"青年长江学者"称号的是华中科技大学同济医学院附属协和医院尚游教授。

171. 我国麻醉学科建设的总目标是什么？

党的十九大明确指出，中国特色社会主义进入新时代，进一步改善麻醉服务能力建设已经成为学科发展的共识和当务之急。根据［1989］12 号文件及［2018］21号文件的精神与要求，我国麻醉学科建设与发展的总目标是建设好名副其实的二级临床学科，要建设并完善麻醉科门诊、病房及护理单元，要强化麻醉学三级学科的建设。具体的要求是要努力建设与人民群众健康需求相适应、与卫生健康高质量发展相衔接，具有中国特色的现代麻醉学医疗服务体系。

172. 麻醉专业对实现"健康中国"目标的贡献是什么？

　　健康是生活美好的重要基础，也是改善民生的重要内容。然而，我国现有医疗服务供给不平衡不充分，难以满足人民日益增长的健康需求。实施健康中国战略，让人人享有健康，离不开麻醉学。麻醉科是体现医疗机构综合能力的重要临床专科，随着围术期医学、快速康复外科（ERAS）、舒适化医疗、麻醉重症与监护治疗（AICU）等概念的提出，麻醉学科的医疗服务逐渐加强完善，已成为医院的平台学科，对健康中国建设和卫生事业发展作出了重要贡献。

173. 2018 年七部委联合印发了麻醉相关的什么文件？ 总体要求是什么？

　　七部委联合印发了《关于加强和完善麻醉医疗服务的意见》，总体要求是深入贯彻落实党的十九大精神和健康中国战略，坚持以问题和需求为导向，深化供给侧结构性改革，加强麻醉医师培养和队伍建设，增加麻醉医师数量，优化麻醉专业技术人员结构。扩大麻醉医疗服务领域，创新推广镇痛服务，满足麻醉医疗服务新需求。通过完善麻醉医疗服务相关政策，调动医务人员积极性，确保麻醉医疗服务质量和安全。

174. 2018 年《关于印发加强和完善麻醉医疗服务意见的通知》（以下简称《通知》）中明确我国目前麻醉从业人员人数和缺口以及未来规划情况？

　　力争到 2020 年，麻醉医师数量增加到 9 万，每万人口麻醉医师数提高到 0.65人；到 2030 年，麻醉医师数量增加到 14 万，每万人口麻醉医师数接近 1 人；到 2035年，麻醉医师数量增加到 16 万，每万人口麻醉医师数达到 1 人以上并保持稳定。

175. 2018《通知》中明确关于拓展麻醉医疗服务领域是哪些？

　　① 优化手术相关麻醉。积极推动围术期急性疼痛治疗，麻醉科门诊开展术前麻醉评估，并提供手术风险评估、术前准备指导等服务。② 加强手术室外麻醉与镇痛。优先发展无痛胃肠镜、无痛纤维支气管镜等诊疗操作和分娩镇痛、无痛康复治疗的麻醉，开展癌痛、慢性疼痛等疼痛管理。③ 加强麻醉科护理服务。麻醉科护士加强对麻醉患者的护理服务，配合麻醉医师开展麻醉宣教、体位摆放、管道护理等工作，提高麻醉护理服务专业化水平。

176. 2018《通知》中明确如何提高麻醉医务人员积极性？

　　① 理顺麻醉医疗服务比价关系。将麻醉医疗服务价格纳入医疗服务价格改

革中综合考虑,统筹推进,逐步建立以成本和收入结构变化为基础的动态调整机制。② 调整医疗机构人力资源配比。加快建立现代医院管理制度,落实医院用人自主权。合理调整医疗机构人力资源配比。③ 增强麻醉医务人员职业吸引力。在岗位聘用、评优评先及医疗机构绩效考核和收入分配中,要充分考虑麻醉工作特点和技术劳务价值,向麻醉科医务人员倾斜。

177. 2018《通知》明确如何保障麻醉医疗服务质量和安全?

① 提升麻醉医疗服务能力。将增加麻醉资源供给作为构建优质医疗卫生服务体系的重点,支持县、地市级医疗机构和区域医疗中心的麻醉科建设。鼓励有条件的医疗机构,根据麻醉科和手术科室设置、无痛医疗服务需求情况,增加麻醉相关医务人员数量,成立麻醉专业组或亚专科。② 加强麻醉医疗质量和安全管理。加强麻醉医疗质量控制,完善麻醉医疗质量控制指标,应用信息化手段加强麻醉信息的收集、分析和反馈,持续提升麻醉医疗质量。

178. 麻醉学科建设亟待解决的问题有哪些?

目前我国麻醉学科面临的现实是尚未实现二级学科应有的人员配备(工作压力大、时间长、待遇低导致麻醉医师缺口明显);三级学科业务范畴面临解离(ICU和疼痛科部分医院逐渐独立);走出手术室自我意识不强或削弱(大多数麻醉医师惯性思维、不愿创新);人员构成与实力自比飞跃、横比薄弱(优异生源选择麻醉专业意愿不强,优秀人才储备不足)。

179. 麻醉学科未来的发展方向?

麻醉学科的未来发展方向:明确麻醉学科的诊疗范围、阐明三级学科(AICU、疼痛、麻醉治疗等)以及相关亚专业的相关性与互助性;改进医疗服务,降低医疗费用;大力拓展手术室外医疗服务;加强麻醉医师培养和队伍建设;优化麻醉专业技术人员结构,增设麻醉科护士、技师等辅助人员岗位;加强基础与应用基础研究,积极开展转化医学研究,保证现代麻醉学科持续发展的基础,并积极提升在国际同行中的学术影响力。

180. 如何让社会了解麻醉工作的内涵?

整个社会对麻醉医师的工作内涵理解不够,也会影响到政策的制定。麻醉学专业需要寻找更多的机会加强自我宣传。现在的信息时代为麻醉专业的宣传提供了更多的方式和方法,例如微信公众号、麻醉科普等。麻醉从业人员能够上下一心,关注自己的职业生存状况和职业发展前景,从幕后走到前台,大规模宣传自己。

181. 如何促进麻醉学科医务人员队伍建设?

麻醉科医务人员的队伍建设一直是麻醉科发展的瓶颈和短板。如何解决人力资源紧缺仍然是亟待攻克的难题。七部委联合颁布的 21 号文件已明确指出可建立以临床岗位需求为导向的人才供需平衡机制增加麻醉医师的数量、稳定麻醉学本科专业招生规模、逐步加大麻醉科住院医师规范化培训招收力度、增设麻醉科护士、技师等辅助人员岗位。此外,还需落实手术室护理服务由麻醉科统一管理,包括手术室、门诊麻醉、术后麻醉恢复、术后 ICU 等部门。

182. 如何建立麻醉专业长效继续教育体系?

麻醉医师的继续教育非常重要,这是麻醉学科的特点决定的。其特点包括:医师单兵作战能力要强;连续作战能力要强;协调能力要强;直抵生命的底线。全身麻醉患者的生命安全完全由麻醉医师来保障,然而在高强度、快节奏、大规模的运转模式里,麻醉医师对患者的了解相对缺乏,医师面临的要求和挑战非常高,所以麻醉学科继续教育非常重要。因此,要针对麻醉学科的特点,先建立一套长远的继续教育体系,然后再着眼于人才的输入。

183. 麻醉学科建设的方向与目标?

"医、教、研全面协调发展"是麻醉学科建设的方向与目标。我国麻醉学科建设与发展的总目标是建设好名副其实的二级临床学科,要建设并完善麻醉科门诊、病房及护理单元,要强化麻醉学三级学科的建设。

184. 如何看待教学在麻醉学科建设中的地位?

教学是全面提升麻醉学科整体实力的重要措施,教学相长、共同提高。

185. 如何看待科研在麻醉学科建设中的地位?

科研是反映麻醉学科建设与发展的根本性标志。

186. 如何优化麻醉专业技术人员结构?

麻醉学科需要探索优化麻醉专业技术人员的结构,合理优化麻醉医师劳动结构,降低工作负荷。二级以上医疗机构配备麻醉科护士,在麻醉医师的指导下从事围术期护理、疼痛患者管理,以及麻醉相关的设备、耗材、药品、文档信息整理等管理工作。有条件的医疗机构可以配备麻醉科技师,从事麻醉相关设备保养、维护和维修。对在岗麻醉医师尤其是中西部地区、地市级以下医疗机构的医生,加强针对性继续教育培训,提高其临床胜任力。

187. 麻醉质量控制在麻醉学科建设中的作用有哪些?

在国家层面,继续完善麻醉医疗质量控制指标,探索通过信息化手段加强麻醉信息的整理,持续提升麻醉医疗质量。在地方层面,促进已建成的各省级麻醉质量控制中心相互调研学习,加强基层麻醉质量控制中心建设,完善质量控制体系组织架构,加强麻醉专业质量控制人才培养。在医疗机构层面,麻醉科需积极配合医院的医疗质量管理,依照《医疗质量管理办法》要求健全工作制度,优化工作流程。通过以上多层面麻醉质量控制工作推进,确保麻醉医疗服务的质量和安全。

188. 我国现阶段孕产妇死亡率多少? 无痛分娩占比多少?

我国现阶段孕产妇死亡率为 10 万分之 16.9。2018 年度全国麻醉分娩镇痛的开展率为 16.45％,三级公立专科医院为 35.46％,二级公立综合医院仅为 9.13％。随着国家卫健委官网发布《关于开展分娩镇痛试点工作的通知》和中华医学会麻醉分会及中国麻醉医师协会针对分娩镇痛实施细则相关措施的落地,分娩镇痛的比例正在快速上升。2019 年 3 月,国家卫健委公布消息,正式确定 913 家医院作为第一批国家分娩镇痛试点医院。根据要求,试点医院到 2020 年分娩镇痛率要不低于 40％。

189. 国家卫健委官网何时发布《关于开展分娩镇痛试点工作的通知》? 主要精神是什么?

2018 年 11 月发布。主要精神为:进一步规范分娩镇痛操作技术,提升分娩镇痛的覆盖范围,普及镇痛条件下的自然分娩,降低剖宫产率,增强医疗服务舒适化程度,提高孕产妇就医满意度。同时,加强产房医师团队的急救能力,进一步保障孕产妇安全,降低孕产妇死亡,进一步增强人民群众看病就医获得感、幸福感。

190. 重症医学科的起源?

重症医学(critical care medicine,CCM)是处理和研究各种原因导致的疾病或创伤患者危及生命的疾病状态的发生、发展规律及其诊治方法的临床医学学科。重症医学科是重症医学的临床基地,它对因各种原因导致一个或多个器官与系统功能障碍、危及生命或具有潜在高危因素的患者,可及时应用系统、连续、高质量的医学监护和诊疗技术进行综合救治,是医院集中监护和救治重症患者、应对重大突发公共卫生事件重症救治的专业科室。

191. 重症医学科的人员如何配备?

重症医学科的医护人员应当经过重症医学的专业培训,掌握重症医学基本理念、基础知识和基本操作技术,具备独立工作的能力。重症医学科医师人数与床位数之比不低于 0.8∶1,护士与床位数之比不低于 3∶1。非重症医学专业的医师转岗到重症医学科,经培训合格后,即可按照《医师执业注册管理办法》办理变更执业范围。重症医学科可根据临床需要,配备适当数量的医疗辅助人员。HDU 配备医师人数与床位数之比不低于 0.5∶1,护士人数与床位数之比不低于 2∶1。

192. 重症医学科的人员技术要求?

重症医学科医师除一般临床监护和诊疗技术外,应掌握以下监测与诊疗技术:心肺复苏术;人工气道建立与管理;氧疗与机械通气技术;纤维支气管镜技术;深静脉及动脉置管术;血流动力学监测;胸穿、心包穿刺术及胸腔闭式引流术;电复律与心脏除颤术;床旁临时心脏起搏术;持续血液净化技术;床旁超声监测;疾病危重程度评估方法;体外膜肺技术(三级医院)。

193. 重症医学以科室扩张为主,还是加强人员培训为主?

应停止科室盲目扩张,强调加强人员培训,ICU 床位数的增加并不意味着医疗质量的相应提高,而从事重症医学的人员才是最为关键的决定因素。在国内 ICU 飞速发展的同时,从业人员缺乏必要的培训也是不争的事实。如果不能及时加以解决,必将成为影响重症医学进一步发展的重大障碍。

194. 重症医学科如何摒弃学科之间纷争,协作共赢?

多年以来,综合 ICU 与专科 ICU 的纷争在全球范围内一直未得到妥善解决。研究显示,目前国内二者各自占据半壁江山,各有优势。危重病的救治关乎患者的生存率,重症医学作为独立的医学专科,其理论体系、专业知识与技能亦需系统的理论学习和临床实践,理应成为一些相关专科(如急诊科、呼吸内科、麻醉科等)培训的重要内容。总之,重症医学(综合 ICU)与其他相关专科(专科 ICU)的发展并非完全割裂,彼此之间只有紧密联系,才能共生共赢。

195. 重症医学科是否可以单纯追捧新技术?

重症医学以危重病患者的器官功能支持治疗为特点,尤其强调器官间的相互影响以及疾病的整体观念。各种器官功能的支持措施已成为 ICU 的重要治疗手段,ICU 医生对于各种支持治疗技术趋之若鹜,从最初的机械通气和血流动力学监测,到后来的肾脏替代治疗,再到近年来体外膜氧合(ECMO)的兴起。然而抛开为疾病的病因治疗服务的宗旨,单纯追求支持性治疗新技术无异于舍本逐末,对于病情复杂的患者而言,如何最大程度简化治疗才是重点和难点。

196. 如何体现重症医学科的人文关怀?

国内外文献报道显示,ICU 是全院危重病患者最为集中、病死率最高的单位。对于那些现代医学尚无法逆转病情的危重病患者,如何更好地与家属沟通,怎样权衡积极治疗与和缓医疗(palliative care),如何保证患者有尊严地离开,提高死亡的质量并改善家属的感受,是国内重症医学界必须面对的问题。应当认识到,在无法改变临床结局时,避免无谓的治疗,强调对生命价值的尊重,与病程早期所提倡的积极治疗具有同样重要的意义。

197. 重症医学科发展的趋势是什么?

我国的重症医学在重症患者救治中的关键作用和突发公共事件中的引领作用,彰显了其在临床医学发展中的作用。建立重症医学为主导的医院,不但有利于合理分配医疗资源,也是医疗事业进步的必然结果。未来学科的发展趋势包括解决 ICU 人力资源短缺和地域差异的远程 ICU、大数据和云计算技术的应用、结合基因组学、蛋白组学和临床信息针对患者制定的个体化精准治疗以及实时荧光定量 PCR、微生物全基因组序列分析和微生物质谱分析等检测新方法。

198. 重症医学科的核心理念是什么?

重症医学科的核心理念是精准医疗,精准医疗是以个体化治疗为基础,结合基因组学、蛋白组学和临床信息量体裁衣式的为患者制定个体化的治疗方案,并预测患者对疾病的易感性、对治疗的反应性和预后。今年年初,美国政府提出"精准医疗计划"。精准医疗的短期目标是为癌症、糖尿病等找到更好的个体化治疗手段,而对于以纠正病理生理紊乱为本质性特征的重症医学,由于患者个体化和疾病发展过程的差异性,我们同样需要精准医学。

199. 如何理解呼吸衰竭的机械通气后时代?

机械通气是急性呼吸衰竭的重要支持治疗手段。然而不当的机械通气可导致通气相关性肺损伤。无创通气联合体外 CO_2 清除治疗慢性阻塞性肺疾病急性加重期:如果能有效清除体内 CO_2,可避免有创机械通气。这将使慢性阻塞性肺疾病急性加重期和重症哮喘的治疗进入无机械通气时代。清醒体外膜肺氧合治疗 ARDS:通过体外膜肺氧合(ECMO)有效清除 CO_2,使 ARDS 实现非机械通气治疗成为可能。可以预见 ARDS 的治疗将进入机械通气后时代。

200. 对于多器官衰竭重症医学科能做哪些工作?

重症医学的传统医疗模式是在疾病加重或器官功能衰竭发生后予以治疗和修复,而如今重症医学通过对高危患者的早期识别、准确预测和及时预防,可有效降低患者器官功能衰竭发生率,改善预后。如肺保护性通气预防非 ARDS 机械通气患者发生肺损伤、心脏外科术后 AKI 的预防策略等。早期临床干预有可能预防器官衰竭的发生。积极探索更多器官衰竭的预防性干预策略应该成为重症医学未来的战略性发展方向。

201. 重症医学监测技术的未来是什么?

一体化重症监测与云监测是重症医学监测技术的未来。科技的进步使不同监测技术一体化成为可能,一台床旁监测设备可以实现同时对多个器官功能的连续、动态、实时监测,包括影像学(特别是超声)监测、实验室检测、护理记录和临床决策支援系统等,真正实现监测改变治疗的重症监测理念。信息技术的进步使云监测成为可能。手机和电脑都可以成为远程监测设备,为医生和患者提供便利,实现远程医疗和远程 ICU 的愿景。

202. 最新一届 CSA 委员会的理念和发展方向?

中华医学会麻醉学分会第十三届委员会在主任委员黄宇光教授的带领下,努力践行"凝心聚力,一起强大"(Together & Stronger)的学科发展理念,提出了"安全麻醉、学术麻醉、品质麻醉、人文麻醉"的"四个麻醉"学科发展导向和办会理念,以大力推动学科发展和学术交流为发展目标。同时,中华医学会麻醉学分会制定了一系列医学精准扶贫的战略项目,提高麻醉学科的整体服务能力和水平,为实现"健康中国"的战略目标做出麻醉人的贡献。

203. CSA 目前有哪些学组?

CSA 目前的学组包括：产科麻醉、骨科麻醉、教育与人才培养、麻醉生理与生命科学、气道管理、人工智能、输血与血液保护、五官科麻醉、中西医结合麻醉、转化与临床研究、超声、基层麻醉、老年人麻醉与围术期管理、麻醉药理、器官移植麻醉、日间手术麻醉、疼痛、小儿麻醉、肿瘤麻醉、学科建设与管理、创伤与急诊麻醉、基础与应用基础研究、麻醉科护理、麻醉质量管理、区域麻醉、神经外科麻醉、危重症组、心胸麻醉、ERAS、体外循环学组。

204. 麻醉住院医师的培训目标是什么?

麻醉科住院医师不仅要掌握监测、调控和支持人体基础生命功效基础理论、基础知识和基础技能,还需要了解相关学科基础医疗知识。经过 3 年的规范化培训,使住院医师打下扎实麻醉科临床工作基础,掌握正确临床工作方法,正确采集病情、书写麻醉文书;系统掌握麻醉学科相关基础理论,熟练掌握麻醉科常见临床技能;能独立地实施常规临床麻醉。培训结束时,能够含有良好职业道德和人际沟通能力,含有独立从事麻醉科临床工作能力。

205. 住院医师培训应遵循哪些原则?

① 坚持："红"、"专"结合的原则;② 理论联系实践并以实践为主的原则;③ 坚持自学与辅导相结合并以自学为主的原则;④ 坚持工作与学习相结合,以工作为主的原则;⑤ 坚持"严谨作风、扎实基础、宽广知识",注意能力培养的原则;⑥ 坚持培训、考核,使用一体化原则。只有这样才能真正培养出适合我国社会主义卫生工作需要的医疗实用性人才和医学高级专家。

206. CAA 在住培工作指导的主要工作?

制定麻醉学医师执业规范和培训考试基地建设标准;协助国家卫生主管部门建立医师考核体系;审查、认证麻醉学医师执业资格,监督检查麻醉学医师执业情况;开展全国麻醉学医师资格认证考试,组织、监督和评价麻醉学各个相关专科的训练和毕业后教育、继续教育。

207. CAA 倡导的走基层工作如何开展?

自 2018 年起,CAA 倡导用 3 年时间,通过百家三级甲等医院与基层医院的"手牵手"精准扶贫活动,帮助基层麻醉医师在技能、知识管理上都能上一个台阶。在健康中国号召下,CAA 希望通过这样点对点的学术支持形式,将用得上、学得会,能够在基层迅速开展起来的麻醉技术切实的传输给基层医师,提升医院整体医疗服务能力,实现精准扶助。

208.《加速康复外科中国专家共识暨路径管理指南(2018)》由哪个组织发布?

《加速康复外科中国专家共识暨路径管理指南(2018)》由中华医学会外科学分会和中华医学会麻醉学分会共同组织撰写。

209. 获得"爱尔兰国立麻醉医师学院荣誉院士"称号的是哪位麻醉医师?

2018 年 5 月 23 日,时任中华医学会麻醉学分会候任主任委员、北京协和医院麻醉科主任黄宇光教授在都柏林举行的爱尔兰国立麻醉医师学院(CAI)科学年会上被授予"爱尔兰国立麻醉医师学院荣誉院士"称号。

210. 中国在亚澳举办的最具影响力的会议是什么?

2018 年 11 月 1 日至 5 日,"第 15 届亚澳麻醉学术年会(AACA)暨中华医学会第 26 次全国麻醉学术年会"在北京国际会议中心召开,是我当代举办的最具国际影响力的麻醉学术会议。这是亚澳麻醉学术年会首次在中国大陆召开,大会共有 400 多位国内外讲者、开展了 500 多场学术讲座,有超过 13 000 名国内、外专家学者及代表出席会议。

211. 我国第一本针对留学生的英文麻醉教材是何时出版的?

第一本针对国外留学生的英文麻醉教材《麻醉学与围手术期医学教材》(*Textbook of Anesthesiology and Perioperative Medicine*)由熊利泽、俞增贵、左志义三位主编共同完成,于 2018 年 10 月由人民卫生出版社出版发行。

212. 2019 年国家卫健委 265 号文件《关于印发深入落实进一步改善医疗服务行动计划重点工作方案》中关于麻醉学科有何要求?

要求持续加强麻醉医疗服务。确定分娩镇痛试点医院,深入开展分娩镇痛试点工作。鼓励医院开设麻醉门诊、疼痛门诊,加强儿童、老年人、肿瘤患者的镇痛服务。有条件的医院探索建立门诊无痛诊疗中心、儿童镇静中心,不断满足人民群众对医疗服务舒适化的新需要。积极应用快速康复理念指导临床实践,提高手术患者医疗服务质量,缩短手术患者平均住院日。

213.《国务院办公厅关于深化医教协同进一步推进医学教育改革与发展的意见》对于加强麻醉医师培养和队伍建设有何要求?

加强麻醉医师培养的要求:稳定麻醉学本科专业招生规模,加强医学生麻醉学相关知识与能力的培养,鼓励有条件的高校单独开设麻醉学专业课程,逐步加大麻醉科住院医师规范化培训招收力度,并向中西部地区倾斜。加强队伍建设的要求:优化麻醉专业技术人员结构,增设麻醉护士、技师等辅助人员岗位设置。

214. 我国产科麻醉现状,其中设置妇产科医院和妇保所各有多少?

目前我国设置妇产科的医院有 13 000 余家和妇保所 3 400 余家。现状是孕产妇众多,二胎开放,孕产妇年龄逐年增加,双胎与多胎激增,流动人口中的孕产妇问题,高危产妇增多,剖宫产率不断增多,分娩镇痛尚未全面普及,胎儿手术不断增长,产科风险大,纠纷多,产科麻醉力量不足。

215. CSA 睡眠医学学组何时成立?

2019 年 12 月 28 日同意成立睡眠医学学组。

216. 中华医学会麻醉学分会制订了哪些医学精准扶贫的战略项目?

① 开展了"精准扶贫——麻醉专科医联体建设项目"。截至 2019 年 12 月,共纳入指导医院 256 家,基层医院 867 家,总计 1 123 家,实现了对基层医院麻醉学科的精准帮扶。② 913 家分娩镇痛基地取得明显成效。学会通过"精准扶贫——麻醉走基层"等活动对革命老区和边疆地区的基层贫困医院进行深入的专项帮扶。③ 充分利用网络信息化和远程教育等方式对基层医院麻醉科进行有的放矢的指导和培训,建设"精准帮扶——麻醉专科医联体远程教育学院"。

217. 中华人民共和国国家卫生健康委员会发布的《麻醉机安全管理》标准,何时开始实施?

《麻醉机安全管理》由中华人民共和国国家卫生健康委员会于 2019 年 10 月 18 日发布,并于 2020 年 5 月 1 日起实施。该标准规定了医疗机构使用的麻醉机在投入临床使用前及使用期间的验收、人员、使用环境、安全性能、维护保养和清洗消毒等相关的管理和技术要求,适用于医疗机构临床使用的麻醉机的安全管理。

218. 分娩镇痛何时在全国大规模开展?

2018 年 11 月,国家卫健委办公厅发布了《关于开展分娩镇痛试点工作的通知》,2019 年 3 月,913 家医院成为首批分娩镇痛试点。

219. 人工智能麻醉在中国的发展如何?

人工智能的起源,公认是 1956 年的达特茅斯会议。近年来人工智能在麻醉学领域的发展十分迅速。2019 年 1 月中华麻醉学会筹建麻醉人工智能学组,并于 2019 年 6 月 22 日成功举办了第一届 CSA 人工智能学组年会。

220. 如何利用大数据促进麻醉学科发展?

信息技术革命与经济社会活动的交融催生了大数据时代,大数据是"大而复杂、不断扩张"的数据集。不断升级的数据库和应用深入的数据库直接带来了产业升级、教育改革、医疗健康和安全等方面的机遇。大数据为麻醉学科发展带来了新的机遇和挑战。我们可以借助大数据分析麻醉医疗现状,发现问题,解决问题。我们可以借助大数据改进麻醉教学,提升教学质量,我们可以借助大数据,分析人才结构,保证人才培养体系能够与时俱进等。

221. 互联网时代的到来对麻醉学科发展的启示是什么?

随着信息化技术的普及,大数据背景下人工智能迅速崛起,将"互联网"和人工智能结合应用于麻醉学科的探索,可为麻醉专业人员提供创新智能的学习模式,进一步提升麻醉质量。人工智能将进一步进行资源优化重组,充分利用互联网及 5G 等信息化手段,建立麻醉医疗大数据及远程诊疗平台。通过数据共享和人工智能,优质医疗资源下沉等综合措施,带动基层医院及偏远地区麻醉诊疗工作的协同发展,将为麻醉学科发展提供前所未有的机遇和挑战。

222. 中国麻醉学科曾以通讯单位在 *Cell*、*Nature*、*Science* 或者 *JAMA*、*Lancet*、*NEJM* 上发表文章的有哪些?

北京协和医院麻醉科黄宇光教授等人的文章 *Recurrence of Breast Cancer after Regional or General Anaesthesia: a Randomised Controlled Trial* 于 2019

年 11 月发表于 *Lancet*。北京大学第一医院麻醉科王东信教授(通讯作者)团队的研究论文 *Dexmedetomidine for Prevention of Delirium in Elderly Patients after Non-Cardiac Surgery: a Randomised，Double-blind，Placebo-Controlled Trial* 于 2016 年 10 月发表于 *Lancet*。温州医科大学附属第二医院麻醉科金胜威、李挺、高昉教授(第一作者、通讯作者)团队的研究论文 *Effect of Regional vs General Anesthesia on Incidence of Postoperative Delirium in Older Patients Undergoing Hip Fracture Surgery：The RAGA Randomized Trial* 于 2021 年 12 月发表于 *JAMA*。

223. 复旦专科声誉榜 2020 年排名前五的麻醉学科是哪些?

四川大学华西医院、中国医学科学院北京协和医院、中国人民解放军总医院、空军军医大学西京医院、上海交通大学医学院附属仁济医院。

224. 2020 年 3 月底国务院新闻办公室新闻发布会上,国家卫生健康委员会主任马晓伟特别强调了哪些学科在抗疫战斗中的先进作用?

马晓伟主任对于重症医学、感染、呼吸、循环和麻醉专业在全国调派优秀医务人员驰援湖北抗疫工作给予了大力表扬。

225. 在抗击新冠疫情期间,麻醉学界制定了哪些指南和专家共识?

2020 年 2 月 3 日,中国心胸血管麻醉学会围术期感染控制分会、全军麻醉与复苏学专业委员会发布了《新型冠状病毒肺炎患者围术期感染控制的指导建议》。2020 年 2 月 18 日起,中华医学会麻醉学分会相继发布《新冠肺炎危重型患者气管插管安全实施专家建议(1.0 版)》《新型冠状病毒肺炎防控期间小儿麻醉相关规范》《新型冠状病毒肺炎老年患者麻醉管理与感染控制建议》。

226. 自丙泊酚发明以来,打破"麻醉界 30 年无新药"局面的麻醉新药是什么?

一类新药苯磺酸瑞马唑仑于 2020 年 7 月在国内正式获批上市,用于无痛诊疗镇静、全身麻醉、ICU 镇静以及局部麻醉镇静等领域,此药的上市打破了镇静药物领域近 30 年无创新药上市的局面。

227. 舒芬太尼全球年消耗量如何?

据国际麻管局数据报道,2020 年,舒芬太尼全球消费略有增加,达到 5.8 kg。

最大的消费国按照消耗量降序排列,依次为中国、德国、法国、美国和意大利,总消耗量为 4.9 kg,占全球总消耗量的 85.3%。

228. 瑞芬太尼全球年消耗量如何?

据国际麻管局数据报道,2020 年瑞芬太尼消耗量增加至 104 kg,主要消费国包括:中国(27.4 kg,占全球消费量的 26.3%)、阿根廷(14.1 kg,占全球消费量的 13.6%)、日本(7.6 kg,占全球消费量的 7.3%)、土耳其(6.9 kg,占全球消费量的 6.6%)和意大利(6.8 kg,占全球消费量的 6.5%)。

229. 中国麻醉学科发表了多少 SCI 收录的论文?

截至 2020 年,中国麻醉学科共发表了 20 301 篇 Medline 收录的论文,占全球麻醉学领域发表论文的 9.4%,其中有 9.5% 发表在影响因子 6 分以上的期刊上。发表中国研究者论文数量最多的 5 本期刊为:*Medicine*、*BMC Anesthesiology*、*Exp Ther Med*、*Mol Med Rep* 和 *Med Sci Monit*。

230. 哪些指南或共识是中国首创?

《中国麻醉学指南与专家共识(2020 版)》《新型冠状病毒疫情期间急诊创伤手术麻醉应对策略及流程》是中国麻醉学者针对新型冠状病毒肺炎疫情时期急诊创伤手术麻醉应对策略及流程首创的业界指导文件。由全军麻醉与复苏学专业委员会与中华医学会麻醉学分会联合制定的 5 部专家共识,涉及战创伤及极端环境下麻醉、疼痛管理,具有首创意义。《穴位刺激在围术期应用的专家共识》《穴位刺激防治术后胃肠功能障碍的专家共识》亦由国内学者首创。

231. 获得 2020 年教育部科技进步一等奖的麻醉科是哪几家?

空军军医大学(原第四军医大学)西京医院麻醉与围术期医学科董海龙团队完成的《围术期脑功能调控机制与监测技术转化》和上海交通大学医学院附属仁济医院麻醉科俞卫锋团队完成的《提高肝病患者围术期救治质量的保障体系建立与关键技术》研究项目,获得 2020 年度教育部科学技术进步奖一等奖。

232. 国家对麻醉专业研究生招生的政策有哪些?

2020 年 9 月 23 日,中国政府网发布《国务院办公厅关于加快医学教育创新发展的指导意见》。《意见》提出,2020 年临床医学博士专业学位授权单位均须设置麻醉、感染、重症、儿科学科,大幅度扩大麻醉、感染、重症、儿科研究生招生规模;优化学科结构,将麻醉、感染、重症学科纳入临床医学指导性二级学科目录并加大建设力度;加强麻醉、感染、重症学科研究生课程建设,强化实践能力和科研思维能力培养。在医学领域新建一批教育部重点实验室。

233. 分娩镇痛收费国家标准何时推出的?具体内容是什么?

长期以来我国由于没有分娩镇痛专项收费标准,医院多参照椎管内麻醉项目收费,并且分娩镇痛在大部分地区没有纳入基本医疗保险范畴。合理的收费才能反映麻醉医师的劳动价值,2021年5月,国家卫健委人才交流服务中心副处长李方介绍,目前天津、北京、湖南、重庆、湖北、辽宁、陕西等地已经明确下发了分娩镇痛专项的收费标准,确定分娩镇痛的技术专项收费为2 000~2 600元,随着各省、自治区、直辖市收费标准陆续出台,将进一步推动国内分娩镇痛的普及。

234. 如何吸引优秀人才加入麻醉医师队伍?

包括以下三方面措施:① 落实《国务院办公厅关于深化医教协同进一步推进医学教育改革与发展的意见》,探索建立以临床岗位需求为导向的人才供需平衡机制,坚持以需定招、以用定招;② 稳定麻醉学本科专业招生规模,在临床医学专业本科教育中加强医学生麻醉学相关知识与能力的培养,鼓励有条件的高校单独开设麻醉学专业课程;③ 逐步加大麻醉科住院医师规范化培训招收力度,合理调控各相关专业招收比例,并向中西部地区倾斜。

235. 国家卫健委2021年发布《关于印发紧缺人才培训项目和县级医院骨干专科医师培训项目培训大纲(2021年版)的通知》中规定专科培训有哪些基本要求?

要求掌握:麻醉学各领域(包括临床麻醉学、危重医学、疼痛学、急救复苏、麻醉危机处理)相关的基础理论和基本知识;临床麻醉与监测相关技术的操作及流程;常见麻醉合并症和术中危急病症的处理原则;术后疼痛治疗及其方案;危重患者生命功能的监护、重要器官功能的判断和维护;急救复苏的技术和抢救流程;各种麻醉危机处理的标准流程。

第四章

236. 在最新的 2021 年《麻醉科质量控制专家共识(修订稿)》中,针对哪些方面做了修订和增补?

增加了环境风险评估和控制、应急突发事件管理要求、麻醉医疗交接管理、院感防控管理、特殊患者人群管理。针对麻醉科医护人员配备要求、不同场所设备配备的推荐等级、麻醉药品管理要求做了新规定。删除了慢性疼痛治疗和重症监护治疗的医疗安全管理。

237. 国内有哪些高等院校培养麻醉人才呢?

国内大概有 57 所院校开办了麻醉学的专业,以麻醉学专业进行招生。比如说有徐州医科大学、中南大学、中山大学、温州医科大学及滨州医学院等等。

238. 麻醉学的课程包括哪些?

在医学教育初始阶段的课程包括自然科学、社会科学、人文科学。医学基础阶段包括两大类的课程,形态类和机能类,其中麻醉学就放在外科总论里讲授。在本科生教学阶段,麻醉方面的课程主要包括:麻醉学绪论,全身麻醉,局部麻醉和心肺复苏。绪论部分涉及麻醉的发展史,全身麻醉,常用的全身麻醉用药,以及全身麻醉有关的各种操作方法。局部麻醉部分介绍局部麻醉用的药物和常用的局部麻醉的方法。心肺复苏主要是介绍急救知识。

239. 互联网教学时代对麻醉学系教育的启示有哪些?

临床麻醉教学是麻醉学各培养阶段的重要组成部分。在互联网飞速发展的今天,如何积极利用互联网平台提高临床麻醉教学质量是医学高等教育工作者应思考的方向。传统的麻醉教学枯燥乏味,学生常常避重就轻,可在"互联网＋"模式下引入人工智能(artificial intelligence,AI)用于激发学生的兴趣,全面解析麻醉专业知识,推进人文关怀,为引导学生和提高临床麻醉学教学质量和水平提供新的思路。

240. 麻醉医师培训的实操教育方法有哪些?

麻醉学是以监测、调控和支持患者基本生命功能为主要手段,集临床麻醉、危重患者监测治疗、疼痛诊疗、体外循环、医学教育和科学研究于一体的临床专科,其包括高级麻醉、危重病、疼痛和体外循环等亚专业的培训。根据中国临床麻醉发展的现状,高级麻醉培训又分为胸心血管麻醉、小儿麻醉和神经外科麻醉三类。在麻醉各亚专业及相关学科轮转学习，是最容易得到实践的学习方法。学生应明确轮转目的，熟悉基本操作，切实提高临床能力。

241. 模拟教学在麻醉医师培训中的优势有哪些？

模拟教学尤其适合应用于麻醉医师培训。模拟教学可丰富麻醉专业住院医师培训的临床资源，医学模拟教学能提供安全、规范的培训课程，满足住院医师综合素质和专业技能培养的要求。基础与高级麻醉操作训练能提高住院医师的操作水平，综合麻醉能力训练能培养医师的临床思维、组织协调、危机处理等全面能力。

242. 常用麻醉学杂志官网网址有哪些？

《中华麻醉学杂志》官网网址：http：//zhmzxzz. yiigle. com。

《临床麻醉学杂志》官网网址：http：//www. lcmzxzz. com。

《国际麻醉学与复苏杂志》官网网址：https：//www. youfabiao. com。

243. 新青年麻醉论坛是什么？

新青年麻醉论坛为业内最大的麻醉学门户网站，包括学术论坛、医学视频库、麻醉考试辅导中心、微博、微信等多个平台，致力于为全球华人麻醉医师提供业内资讯、专业交流、教育培训、资源分享、学术科普推广等服务。官网网址：http：//www. xqnmz. com。

244. 华西麻醉云平台官网网址是什么？

华西麻醉云平台官网网址：http：//mzyxy. hxjkpx. com。

245. 麻醉科普平台官网网址是什么？

麻醉科普平台官网网址：http：//www. cn-healthcare. com。

246. 学习产科麻醉学知识的书籍有哪些？

《Chestnut 产科麻醉学理论与实践》是产科麻醉的经典著作，内容全面实用，资料新颖恰当，文笔清晰简洁。本书出版有两个初衷：① 为产科麻醉医师整理出必须掌握的关于分娩的重要知识；② 为孕产妇患者制订一套完整的、易学易懂的临床麻醉方案提供参考。本书的每位作者都围绕该初衷编写出全面的、带有学术性讨论的内容，同时也为产科麻醉医师提供清晰的、可实践性强的临床麻醉建议。

247. 学习气道管理的书籍有哪些?

《气道管理的核心问题》。在中华麻醉学会及全国麻醉医师的共同努力下,提高麻醉科医师及重症医学科医师的气道管理水平,对于促进围术期患者的医疗安全,减少患者死亡率仍然具有重要的意义。《气道管理的核心问题》是气道管理的经典教科书,也是国内外气道管理指南的重要参考书籍,从气道管理基础生理、不同气道管理工具的使用方法,到不同特殊疾病患者的气道管理,进行了全面和系统的综述。

248. 学习外周神经阻滞推荐哪本书?

超声技术越来越多地应用于麻醉学各个领域,被誉为麻醉科医师不可或缺的"第三只眼"。《外周神经阻滞与超声介入解剖》既包含纽约局部麻醉学院的经典区域麻醉技巧和核心理念,还包括大量局部麻醉和镇痛领域新颖实用的超声解剖图,易于理解和学习。该书的突出部分在于对外周神经阻滞基础内容的介绍,以及对传统神经阻滞和超声引导神经阻滞过程临床应用的比较。可读性很强,为读者的临床实践提供了专业的指导。

249. 《斯都廷并存疾病麻醉学》的内容是什么?

本书由美国各大医院多名麻醉学专家联合编著,阐述了麻醉专科医师必须掌握的现代麻醉基本知识,目前已成为世界各国麻醉医师必备经典著作之一。按照并存疾病涉及的系统或器官分别进行讲解,并对新的药物和手术治疗方式进行了介绍,每一章都详尽讲解了典型并存疾病的病理生理改变和术前、术中、术后麻醉管理,涵盖了国际各大医学会推荐的最新临床指南,并总结了麻醉处理推荐方案,及如何避免潜在的并发症。

250. 《米勒麻醉学》的内容是什么?

《米勒麻醉学》是麻醉学领域公认的最经典、最权威的巨著,编者团队来自美国、英国、澳大利亚、印度、巴西和德国等国家,内容包括麻醉临床实践和患者安全方面前沿的麻醉药物和指南规范、新技术、麻醉学热点等,涵盖了当代麻醉实践的所有范畴,引导读者解决学习和工作中面临的技术上、科学上以及临床上的问题。

251. 《现代麻醉学》的内容是什么?

《现代麻醉学》被誉为中国麻醉学界唯一一部畅销 30 年经久不衰的传世精品

专著。该书由邓小明、姚尚龙、于布为、黄宇光主编，近百位专家执笔，历时 3 年成书。内容包括绪论、麻醉生理学、麻醉药理学、临床监测、临床麻醉、危重病医学和疼痛医学，共 118 章。详细介绍了临床发展迅速的机器人手术麻醉、麻醉深度监测、气道管理技术等以及麻醉学相关新问题，如模拟患者教学、麻醉中的伦理与法律问题、麻醉学科的前沿问题。

252. 《摩根临床麻醉学》的内容是什么？

《摩根临床麻醉学》的特点是既有清晰的概念，又能便捷地指导临床实践。各章节有要点提示、具体麻醉实践问题的介绍和相关的病例讨论。其内容新颖，贴切临床实践，为广大读者的良师益友。体现美国医生"learn one，do one，teach one"也就是带问题学习（problem based learning，PBLD）的教学理念，是其中全球麻醉界权威性十分的经典之作。

253. 《麻省总医院临床麻醉手册》有什么特点？

这本袖珍参考书为整个术前、术中、术后和 ICU 期间的麻醉过程提供了即时、全面、简明、一致以及与临床相关的指导。

254. 《临床麻醉学》有什么特点？

《临床麻醉学》是本科教材，这是最基本的，推荐给要从事麻醉事业的临床医学专业的医学学习使用。

255. 器官功能衰竭的干细胞修复前景是什么？

对于已经发生器官功能衰竭的重症患者，目前的治疗策略集中于器官功能的替代支持治疗，以达到器官功能的恢复。干细胞修复和移植、器官移植为衰竭的器官修复提供了新的途径和方法。干细胞治疗在心脑血管疾病、恶性肿瘤等领域的治疗已展现了广泛的应用前景，在重症医学领域的 MODS 的血管内皮损伤、ARDS 的肺泡上皮和肺血管内皮损伤、急性肝衰竭的肝细胞损伤等治疗领域显现曙光。

256. 器官功能衰竭的移植前景是什么？

器官移植是终末性器官衰竭的器官替代手段，为重症患者多器官移植带来希望。然而重症患者确定器官移植的指征和时间存在巨大争议，同时，器官移植供体的缺乏也是目前面临的挑战。

257. 目前认为麻醉在 ERAS 中的管理范畴包括什么？

ERAS 核心在于围术期管理，麻醉管理贯穿 ERAS 始终。ERAS 中麻醉管理的范畴包括术前充分的麻醉评估、个体化麻醉方案、合理的禁食水、恰当的麻醉管理、液体治疗、并发症防治、充分的镇痛、早期活动等环节。

258. 目前认为人工智能在麻醉中的潜在应用包括哪些方面？

人工智能在麻醉中的潜在应用包括评估患者风险、构建预测模型、建立临床决策支持工具、术中监测麻醉深度、智能化给药系统、麻醉信息管理系统、手术室之外的监控（如远程医疗和可穿戴医疗保健技术）等。

259. 目前国内有哪些麻醉相关刊物？

1981 年创刊出版《中华麻醉学杂志》后，相继有《国外医学、麻醉学与复苏分册》（后改为《国际麻醉学与复苏杂志》）、《临床麻醉学杂志》《实用麻醉学杂志》《疼痛学杂志》和《麻醉与重症监测治疗》等杂志出版发行。

260. 麻醉学科亟待解决的十大科学问题有哪些？

全身麻醉药物作用机制；全身麻醉药和围术期应激对发育脑功能的影响及远期效应；全身麻醉药和围术期应激对衰老脑功能的影响及远期效应；痛与镇痛的基础和临床研究；围术期重要脏器保护与患者术后长期转归；全身麻醉及相关药物及围术期应激对免疫功能的影响及远期效应；精准麻醉与镇痛方案可行性及理论基础；围术期医学信息技术平台和智能化决策系统构建；麻醉药物与技术的新用途；中医药应用于围术期的价值及理论基础。

261. 目前麻醉学科的基础研究热点问题有哪些？

麻醉学科的基础研究热点问题包括全身麻醉机理、麻醉的理想状态、麻醉药物对器官功能的影响、痛与镇痛的基础研究等。

262. 目前麻醉学科的临床研究热点问题有哪些？

麻醉学科的临床研究热点问题包括新的监测技术开发研究以及新型麻醉药物研发、围术期对生理机能的调控、围术期容量治疗和液体代谢动力学、疼痛诊疗等。

263. 临床麻醉医师如何平衡临床工作与科研？

如何在繁重的临床工作间隙做好科研，是每位临床麻醉医师需要面对并重视的难题。首先需要肯定科研是创新的原动力，在临床实践中发现问题，继而进行深入的机制研究来解决问题，对整个学科的发展起着巨大的作用。其次需要做好时间以及选题的规划，可以通过借助科室优势、科研平台的力量，加强学科间合作交流，相互融合才能提高科研水平，起到事半功倍的效果。

264. 麻醉学的转化医学研究中心有哪些？

麻醉学的转化医学研究中心有四川大学华西医院麻醉科转化神经科学中心。

265. 中国麻醉史上个人捐款 1 个亿的麻醉学家是谁？

2021 年 9 月 27 日，四川大学华西医院麻醉中心主任刘进教授，从自己的科研成果转化个人所得中拿出 1 个亿，在华西医院设立了专项规培发展基金，用于激励住院医师、带教师资，提高住院医师的临床能力。

266. 国家基金委举办的第一届麻醉学领域"双清论坛"何时召开？

国家自然科学基金委员会于 2021 年 10 月 16—17 日在北京香山饭店召开第 294 期双清论坛，即第一届麻醉学领域双清论坛。来自全国 20 多所高校与科研院所的麻醉学、外科学、神经科学、大数据和人工智能等相关领域的 30 余位专家学者，以及基金委医学部、计划与政策局与信息科学部的相关人员参加了本次论坛。

267. 第一届麻醉学领域"双清论坛"主题是什么？

国家自然科学基金委员会举办的第一届麻醉学领域双清论坛的主题为"麻醉学前沿和交叉"。论坛主要目的是理清麻醉学基础研究目前面临的机遇与挑战，凝练出未来 5～10 年内需要重点关注、优先解决的核心科学问题和重要领域前沿问题，推动研究范式创新和基础研究成果的临床转化。

268. 后疫情时代的麻醉新担当是什么？

后疫情时代，我国麻醉学科的建设与发展迎来了新的机遇与挑战，在危机中育新机，于变局中开新局。要高度重视建立内外因良性发展机制，学科自强是内因、是基础；顶层设计、政策支撑、领导的理解与支持是外因、是条件，两者缺一不可，相辅相成。让我们珍惜机遇、凝心聚力、因势而谋，共同努力开创我国麻醉学科的新局面。

（杨立群　肖　洁　杨谦梓　杨瑜汀　王宏伟）

参考文献

［1］　Miller RD，Eriksson LI，Fleisher LA，et al．Miller's Anesthesia．7th Ed［M］．Philadephia：Churchill Livingstone Inc．2009．

［2］　杭燕南，庄心良，蒋豪，等．当代麻醉学［M］．上海：上海科学技术出版社，2002．

［3］　邓小明，姚尚龙，于布为，等．现代麻醉学［M］．4 版．北京：人民卫生出版社，2014．

［4］　（美）约翰·巴特沃斯．摩根临床麻醉学［M］．王天龙译．北京：北京大学医学出版社，2020．

［5］　（美）皮诺．麻省总医院临床手册［M］．王俊科译．北京：科学出版社，2018．

［6］　（美）阿德米尔·哈季奇．外周神经阻滞与超声介入解剖［M］．李泉译．北京：北京大学医学出版社，2016．

［7］　Dean B Andropoulos，Michael F Greene．Anesthesia and Developing Brains—Implications of the FDA Warning［J］．N Engl J Med，2017，376(10)：905－907．

［8］　L Evered，B Silbert，D S Knopman，et al．Recommendations for the Nomenclature of Cognitive Change Associated with Anaesthesia and Surgery－2018［J］．Anesthesiology，2018，129(5)：872－879．

［9］　围术期出凝血管理麻醉专家共识协作组．围术期出凝血管理麻醉专家共识［J］．中华麻醉学杂志，2020，40(9)：1042－1053．

［10］中华医学会麻醉学分会全凭静脉麻醉专家共识工作小组．全凭静脉麻醉专家共识［J］．中华麻醉学杂志，2016，36(6)：641－649．

［11］H Kehlet．Multimodal approach to control postoperative pathophysiology and rehabilitation［J］．Br J Anaesth，1997，78(5)：606－617．

［12］Zeev N Kain，Jane C K Fitch，Jeffrey R Kirsch，et al．Future of anesthesiology is perioperative medicine：a call for action［J］．Anesthesiology，2015，122(6)：1192－1195．

［13］曾因明．我国麻醉学专科医师培训工作设想［M］．中国高等医学教育，1996，(1)：33－34．

［14］龙思哲，刘勇军，莫远明，等．信息化提升重症医学管理质量的应用实践［J］．中华医院管理杂志，2020，36(9)：742－746．

［15］马爽，裴丽坚，黄宇光，等．从麻醉质控指标到围术期患者安全［J］．麻醉安全与质控，2017，1(5)，223－225．

［16］Daniel I Sessler，Lijian Pei，Yuguang Huang，et al．Recurrence of breast cancer after regional or general anaesthesia：a randomised controlled trial［J］．Lancet，2019，394(10211)：1807－1815．

［17］Xian Su，Zhao-Ting Meng，Xin-Hai Wu，et al. Dexmedetomidine for prevention of delirium in elderly patients after non-cardiac surgery：a randomised，double-blind，placebo-controlled trial［J］. Lancet，2016，388(10054)：1893-1902.

［18］Ting Li，Jun Li，Liyong Yuan，et al. Effect of Regional vs General Anesthesia on Incidence of Postoperative Delirium in Older Patients Undergoing Hip Fracture Surgery：The RAGA Randomized Trial［J］. JAMA，2022，327(1)：50-58.